杨维杰

区位易象特效对针

杨维杰 著

钟政哲 整理

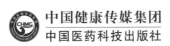

中国健康传媒集团
中国医药科技出版社

内 容 提 要

本书作者杨维杰先生擅长针灸，临床每以用穴少而效著而著称。其中很多特效穴组被称为"杨二针""特效对针"。杨氏"区位易象对针"具有系统的理论支持。本书就是杨维杰先生对针治疗临床常见病之经验总结。全书分两篇，基础理论篇介绍对针疗法的理论基础，临床应用篇以病为纲，介绍了内科、妇科、五官科、皮肤科、外科、痛证等临床常见病证的取穴经验。本书理法皆备，选穴简单，临床效验，适合广大从事针灸临床的医师、医学院校师生及中医爱好者阅读、参考。

图书在版编目（CIP）数据

杨维杰区位易象特效对针 / 杨维杰著；钟政哲整理 .
北京：中国医药科技出版社，2024. 9. -- ISBN 978-7
-5214-4824-5

Ⅰ . R245.3

中国国家版本馆 CIP 数据核字第 2024KA1402 号

美术编辑　陈君杞
版式设计　也　在

出版　**中国健康传媒集团** | 中国医药科技出版社
地址　北京市海淀区文慧园北路甲 22 号
邮编　100082
电话　发行：010-62227427　邮购：010-62236938
网址　www.cmstp.com
规格　710 × 1000mm $^1/_{16}$
印张　13 $^3/_4$
字数　270 千字
版次　2024 年 9 月第 1 版
印次　2024 年 9 月第 1 次印刷
印刷　北京金康利印刷有限公司
经销　全国各地新华书店
书号　ISBN 978-7-5214-4824-5
定价　**59.00 元**

获取新书信息、投稿、为图书纠错，请扫码联系我们。

前　言

　　本书是近年来笔者在世界各地讲课的讲稿，也是笔者多年临床经验的精华。本讲稿自 2009 年开讲以来，引起很大反响。但因每一个病种都有多个特效一针，授课时有不少学员觉得临床只用一针较少，常常将多个一针堆砌使用，因而有必要将最佳特效对针组合与大家分享。

　　笔者自 2015 年在纪念董景昌先生 45 周年大会开讲"区位易象对针"以来，多次在多个国家的一针讲座中，总结一些特效对针（对穴）。此外，笔者在多本著作中也曾多次提及"杨二针"及"特效对针"，因而许多学生及读者都盼望笔者能将"特效对针"整理成书，以便临床参考使用，但笔者当时因多本著作尚在整理编写之中，故而不能在短期内编写本书。2021 年春，适入室弟子钟政哲从加拿大来美国探视笔者，他随笔者学习多年，对"区位易象对针"甚为熟稔，他将笔者的录音讲稿及相关文章初步汇集整理，方便笔者完成本书。之后笔者于 2022 年冬开始编写本书，为求实用精简，几经易稿，终在 2023 年春完稿。

　　读者要活用"易象对针"，必须要有系统的理论支持，首先要对"易象对针"的组成基础有所了解，此外还需要认识对针的组成方式，以便于自行组织对针。所以本书分为"基础理论篇"及"临床应用篇"两个部分。"基础理论篇"介绍对针取穴的原则与方法，包括：区位针法与易象对针；易象针灸基础；古代经典与歌诀中的对穴；十四经穴的对穴配穴规律；区位易象对针组方方式；针方对应取对针；常用对针举隅。"临床应用篇"方面介绍笔者在治疗内科、妇科、男科、五官科、皮肤科、外科、痛证等疾病时的特效对针疗法。每种疾病皆介绍了取穴的位置、针法、解析，以及对针配伍的理论与发挥。当读者了解组穴理论后，会更有信心将对针应用于临床。本书针法之后虽未特别声明，但对于每一个穴位，在针刺、放血及艾灸前，都要注意消毒，艾灸时还应注意避免烧伤。本书后附"常用穴位图"方便读者寻找穴位，图片次序依次为十四经穴（按经络循行次序排列）、董氏奇穴（按一至十二部位次序排列）、其他奇穴。因"特效对穴"皆从"一针疗法"发挥而来，因而本书附图与《杨维杰常见病特效一针疗法》一书附图相互共享。本书特别增列第六章"针方对应取对穴"，介绍了如何针方对应，以针代方。如此在无药可用之际，可以救急。在面对疑难杂症时，可以用方剂的理论指导针刺，加强治疗作用，加速痊愈。此外通过应用针方对应的理论，选取配穴组成对穴，往往在治疗疑难杂症方面能够发挥特殊的作用。

众所周知，治疗疾病的有效穴位很多，但从有效穴位中选取最有效的穴位，就必须经过岁月的磨砺，日积月累，亲身体验，始克有成。本书乃是笔者历经四十余年，累积数十万人次临床诊疗经验的精华。笔者选取的对针不同于其他针灸书籍中的对针，有如下特点。

一、经验结晶

在笔者临诊的长年间，有相当长的一段时间，每日患者人数总是近百人，看诊就必须迅速而准确，不得不下针精简，故而孕育出"一针疗法"及"特效对针"，真是"千淘万漉虽辛苦，吹尽狂沙始到金"。因此本书绝非人云亦云，只是总结他人经验的对针而已，本书是笔者临床经验的结晶。

二、融古汇今

本书同《董氏奇穴治疗析要》一样，是一本综合性很高的对针治疗学书籍，书中内容吸取了多本古典歌赋的精华，也综合了笔者其他几本针灸书籍的精华，包括《针灸宝典》《针灸经穴学》《杨维杰针灸五输穴应用发挥》《杨维杰痛证特效一针疗法》《董氏奇穴基础讲座——穴位学》《董氏奇穴基础讲座——治疗学》《董氏奇穴穴位诠解》《董氏奇穴原理解构》，并融入笔者个人的经验而成，极具实用性。

三、奇正合一

市面上现有介绍"对针"的书籍主要以十四经穴为主，笔者选取的对针有以十四经穴为主，也有以奇穴为主。董氏奇穴之倒马是紧邻两穴相配之对针，而笔者"对针"之间的相配，与倒马并不相同，笔者多以上下远距之两穴相配，如面部之马金水配掌背之下白治疗泌尿系结石特效，前臂之肠门配足部之门金治疗腹泻特效等。十四经穴与奇穴相配者，如中间（奇穴）配大敦（肝经穴）治疗疝气、中渚（三焦经穴）配心门（奇穴）治疗腰痛、鱼际（肺经穴）配水通（奇穴）治疗气喘、腕骨（小肠经穴）配肝门（奇穴）治疗黄疸等。

四、集单成双

其他针灸书中的对穴，常是两个穴合起来才有治疗效果，而本书中对穴的每个单穴皆为治疗疾病的特效穴位，集特效单穴合成特效对穴，并不只是疗效倍增而已。如肾石二针，即马金水配下白，其中马金水和下白都是治疗肾结石的特效针；颞颌二针，即火主配门金，其中火主和门金都是治疗颞颌关节炎的特效针；腹泻二针，即曲池配门金，其中曲池和门金都是治疗腹泻的特效针。在特效对穴中，任何一穴都是特效穴位，所以也可以拆双成单，即用一针就能治疗疾病，只是两针相配，效果强大很多。由于双针组合有上下和左右之别，因此还有着平衡交济的作用。

五、易象组穴

特效对穴绝非任意组方，必须有深度的理论支持。笔者用易象理论解构董氏奇穴及十四经穴，还将其组成对穴治疗疑难杂症。易象针法，就是易理象数针法在针灸中的应用，包括太极、阴阳、三才、四气、五行、六经、八卦、九宫、河图等易理。易象组穴之每一个单穴皆有治疗疾病之特效，合用疗效更佳，且治疗病种更多。

如三叉三穴与大白穴都在同一个水平，大白穴在大太极中对应五官（也对应髋、阴部），在微太极中对应头面，三叉三穴在大太极中亦对应五官头面。大白穴为阳明经穴位，可总揽前头及面部，三叉三穴为少阳经穴位，善治偏头病变，手少阳经别"指天，别于颠"，故三叉三穴亦能治疗头顶痛及后头痛。

笔者以这两穴治疗头面诸病，颇有疗效，称之为"头面二针"。又如心门在太极正象对应腰之下部，在太极倒象对应腰之上部，与位在手掌太极腰脐线（从三间至后溪穴作一连线）的中渚穴相配，能治疗整个腰痛，称为"腰二针"。

六、治疗立体

易象对针的治疗区域，往往不只是一个平面。一针疗法治疗的只是一个点或一个小区域，两针合用则治疗的区域就更大。两针组成对针，两穴在太极全息中各有对应的区域，双穴合用所及的就不只是一个点，而是一个面，是一个大部位，也是一个立体的空间。如灵骨穴、大白穴，单独深针皆可透达三焦，在平面上就是大白穴主上焦，灵骨穴主下焦，但两穴合用则三焦皆能治疗，这是一组相当强力的对针，也是治疗坐骨神经痛及偏瘫（卒中后遗症）的特效对针。用这组对针治疗坐骨神经痛，亦不单是上述理由，其中还蕴含了"以骨治骨"的"体应理论"在内，从平面的经络，到深入治骨，有着立体治疗的意义，同时也融进了太极等易象观念，才能更好地发挥疗效。对于牵涉到多经络、大部位的病痛，应用易象针法疗效最好。

七、转方为针

针药皆为中医学的一部分，针药同理，针穴可以与方剂相对。师法方药的机制，用针穴代替方剂，在无药可用之际，可以救急。透过针方相对的机制，选取配穴组成对穴，往往在治疗疑难杂症方面能发挥特殊的作用。

如"输穴"主"时间时甚"之病，又在井、荥穴与经、合穴中间，所主之病为半表半里，与少阳经主半表半里相同，少阳为输，且"输"与"枢"同音，有类比柴胡汤之作用。如中渚穴为手少阳之输穴，液门穴为手少阳之荥穴，荥穴善治表证，从液门穴透中渚穴可治疗少阳兼表证，等同于柴胡桂枝汤，可治疗感冒。鱼际穴为肺金之荥火穴，可代辛温之麻黄汤、小青龙汤等，又"荥主身热"，可代辛凉之大青龙汤、麻杏石甘汤等，鱼际穴是通治感冒的首选穴。笔者以液门穴配鱼际穴，可通治各类型感冒，疗效迅速。

不只经方可以找到对应针穴，时方也可以找到对应针穴，如行间穴为肝经荥穴，善于清肝经火，又为肝经子穴，善于泻肝经实证，等同于龙胆泻肝汤，针刺行间穴能治疗青光眼、膀胱炎、带状疱疹等病。

在一些国家，许多中药如麻黄、细辛、附子被禁用，懂得方针互换的理论，临床应用时就会很方便。

八、交济平衡

《标幽赋》中说："交经缪刺，左有病而右畔取。"古人针灸时重视左病右取，右病左取，以左治右，以右治左，有平衡的作用。如治疗不孕症的对针，以妇科穴配还巢穴，一般是一针在左，一针在右，交替针刺，妇科穴在手指阳面，还巢穴在手指阴面，针刺两穴有很好的平衡作用。治疗许多疾病通常在上取一穴，在下取一穴，针刺上下两穴有上下交济的作用，在治病的同时，穴位之气上下流动交济，还有整体调节的作用。远处取穴可透过高级神经传导，不同于局部取穴，有着较强的"记忆性"和"储蓄性"，适用于现代社会工作忙碌者，不必每天针刺，1周针二三次即有很好的效果。

九、方便安全

笔者选取的特效对穴基本都在手脚处，取穴灵活方便安全。治疗痛证也不针患处，反而在远处选穴，但总不离手脚。本书所阐述的几十组对穴中，极少在胸背处，操作时不必脱衣，甚为方便，而且极为安全。

十、手法简单

操作手法简单，绝不故弄玄虚，因此很容易入手。针刺手法以平补平泻为主，最常用的针法为动气针法。动气针法的具体操作方法如下：①先选取针刺穴位，多从健侧取穴。②进针后有酸、麻、胀等感觉时，即为得气，随后一边捻针一边令患者稍微活动患处，疼痛便可立即减轻。③如患者病程较久，可留针稍久，但留针过程中必须捻针数次以行气，还可令患者再次活动患处以引气。④如病在胸腹部不能活动者，可用按摩或深呼吸法，使针与患处之气相引，以疏导病邪。轻病者留针30分钟，重病者留针45～60分钟。

十一、有效速效

特效对针最主要的特点是有效且速效。了解组穴的理论，就不会疑惑，而会很有信心地针刺这些对穴。

总之，本书中的对穴不同于其他针灸书中的对穴，本书选取对穴有以十四经穴为主者，有以奇穴为主者，有以十四经与奇穴相配者。其他针灸书中的对穴，常是两个穴合起来才有治疗效果，而本书中对穴的每个单穴皆为治疗疾病的特效穴位，集特效单穴合成特效对穴，且尽量不在局部患处取穴，多以上下远距之两穴或左右各一穴相配，方便又安全。

本书之完成，还要感谢学生林怡杰医师、吴静怡医师，在过去笔者讲课前，整理讲稿时的部分协助，才得以使讲课顺利完成。

期盼本书能对广大针灸临床工作者有所助益，虽然笔者已尽心尽力，但不完备之处在所难免，还望高明不吝指正。

杨维杰
2023 年春于洛杉矶罗兰岗

目 录

基础理论篇

临床应用篇

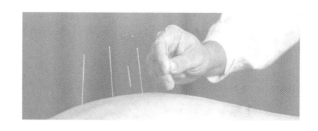

基础理论篇

第一章 区位针法与易象对针

第一节 区位针法

一、一穴多治

一个穴位可以治疗多个区域的病变，而非一点或一线。许多穴位都有这样的效用。

1. 鱼际

治疗胸痛、尾椎痛、胁肋痛、高热、感冒、咳嗽、哮喘、喉痛、扁桃体炎皆甚效。

2. 尺泽

治疗肩关节周围炎、膝痛、咳嗽、哮喘、卒中后遗症、牙痛、扁桃体炎、神经性皮炎皆甚效。

3. 后溪

治疗头顶痛、后头痛、落枕、颈椎病、三叉神经痛、背痛、急性腰扭伤、腰肌劳损、瘾症、癫痫、面肌痉挛、睑腺炎（灸）皆甚效。

4. 束骨

治疗前头痛、头顶痛、后头痛、颅内痛、落枕、颈椎病、背痛、坐骨神经痛、足跟痛、肛门痛皆甚效。

5. 内关

内关是笔者应用最多的穴位，该穴位能治疗偏头痛、落枕、腕管综合征、膝痛、胸痛、胁肋痛、腹痛（内关透外关）、急腹痛（内关透外关）、哮喘、高脂血症、梅尼埃病、心律失常、冠心病（含心绞痛和心肌梗死）、晕厥、瘾症、瘾症性失语、呃逆（膈肌痉挛）、呕吐、鼻衄、扁桃体炎、喉炎失音等。

6. 太冲

太冲穴治疗前头痛、偏头痛、头顶痛、颅内痛、膝痛、前阴痛、鼻痛、牙痛、喉痛、高血压、晕厥、眩晕、胆囊炎（胆绞痛）、疝气、鼠蹊部痛、面肌痉挛、面瘫、鼻炎、鼻衄、咀嚼肌痉挛、咽炎、梅核气等，都是一针见效。

7. 大白

治疗前头（额头）痛、偏正头痛、三叉神经痛、肩关节周围炎、高热、鼻痛、牙痛、坐骨神经痛、面肌痉挛、牙痛，都很有效。

8.门金

治疗胃炎、胃痛、腹痛、经痛、腹泻、痢疾、鼻痛、偏头痛、上睑下垂、鼻塞、鼻炎、咀嚼肌痉挛等都很有效。

9.三叉三

治疗偏正头痛、肩关节周围炎、鼻痛、牙痛、喉痛、心律失常、胁肋痛、高热、感冒、心律失常、发作性睡病、上睑下垂、耳鸣、皮肤瘙痒症等都很有效。

二、穴位相邻，作用相同

相邻区位间的穴位，常有相同的作用。可以治疗相同区域的疾病。不论十四经穴还是董氏奇穴，都有这样的作用。如列缺穴可以治疗偏正头痛、咳嗽、呃逆，太渊穴也可以治疗偏正头痛、咳嗽、呃逆。两穴联用，组成对针，效果就更为强大。又如阴陵泉穴治疗前头痛及肩臂痛非常有效，其下半寸的董氏奇穴肾关穴治疗前头痛及肩臂痛也非常有效，两穴组成对针，治疗前头痛及肩臂痛就更为有效。又如脾经的公孙穴治疗前头痛有效，公孙穴前的太白穴治前头痛也很有效，两穴相距1寸，主治亦一样，都能治疗相同区域的疾病。

董氏奇穴以倒马针为组合，这样的例子还有很多，董氏奇穴共计有96穴，有43组相邻两穴或三穴主治相同，说明相邻区位间穴位作用相同。邻近两穴，主治相同，合用效果就更强、更有效。

三、穴位相邻，作用互补

两个相邻的穴位，单独一穴治疗的病变大多相同。若两穴另有特殊作用，互相组成对针就可以治疗更大区域内的疾病。如董氏奇穴灵骨穴、大白穴，单独深针皆可透达三焦，但在平面上则大白穴主上焦，灵骨穴主下焦，两穴合用则三焦皆能治疗，这就构成了一组相当强大的对针，是治疗坐骨神经痛及偏瘫（卒中后遗症）的特效对针。又如重子穴、重仙穴皆以治背痛为主，两个穴的位置在手太极对应位置略有上下，重子穴偏于胸背，重仙穴偏于头颈，两穴组成对针，是治疗背痛、落枕、肩痛、颈痛、胸痛的特效对针。

第二节　易象针法

易象针法，即易理象数针法，就是将太极、阴阳、三才、四气、五行、六经、八卦、九宫、河图等易理应用在针灸，是用来解构十四经穴及董氏奇穴的最佳工具，也是笔者 40 多年来在临床活用针灸的思路及方法。将太极、阴阳、三才、五行、易卦融入区位针法中，可以使其应用得更灵活、更广泛、更有效。

一、单穴

一个单穴透过太极、阴阳、三才、五行的发挥，才可以治疗同一个区域或多个区域内的疾病。如昆仑穴在大太极对应颈项，在中太极对应腰，在三才之正象对应头，在三才之倒象对应肛门。这个单穴能治疗上述部位的病证，当然这些部位也是足太阳膀胱经所过之处。再如曲池穴，在三才之正象（将手抬高举起，从腕至肩为顺象）对应上焦头、头面，所以曲池穴治疗头晕、高血压病甚效，在三才之倒象（将手自然下垂，则可谓之倒象）对应于下焦尾、肛肠，所以治疗腹泻甚效。当然这些部位也是手阳明大肠经所过之处。

二、一个区域内邻近的穴位

一个区域内邻近的穴位透过太极、阴阳、三才、五行的发挥，可以治疗多个区域的病变。如合用灵骨穴、大白穴两穴，则三焦皆能治疗，这是透过太极及三才发挥作用的；重子穴、重仙穴两穴组成对针，是治疗落枕、肩痛、颈痛、胸痛、背痛的特效对针，也是透过太极发挥作用的。

三、不相邻但性质相同的穴位

若两个穴位不相邻，但有同样的性质，也能治疗相同区域的疾病。

（一）太极对等区位

各个太极对等的同一对应区能治疗相同的病证。临床应用时常是左侧穴位一针，右侧穴位一针，两针联用，治疗同一水平部位的疾病。如三叉三穴与大白穴、中白穴都在同一个水平，大白穴在大太极中对应五官（也对应髋阴部），在微太极中对应头面，三叉三穴在大太极中亦对应五官头面。大白穴为阳明经穴位，可总揽前头及面部。三叉三穴为少阳经穴位，善治偏头病变，手少阳经别"指天，别于颠"，亦能治疗头顶痛及后头痛。笔者以这两穴，左手一针，右手一针，治疗头面各病，颇为有效，称之为"头面杨二针"。

（二）三才对等区位

三才对等区位能治疗相同区域的疾病。如治疗颈肩诸病，可以用阳陵泉穴配肾关穴，阳陵泉穴在小腿三焦之上焦顶端，对应头肩及肩井穴，肾关穴亦在小腿三焦之上部，对应头、面、肩部，两穴合用治疗颈肩病变非常有效。且此两穴一穴属阴经，一穴属阳经，称之为"颈肩杨二针"。这种配伍可一上一下，也可以一左一右，形成交济疏导平衡并用的特效对针。

（三）五行连用

两种相关的穴位五行连用。如两个五行属性的五输穴联合应用，可以治疗两种脏腑相关的疾病。又如两个不同体位的刺法，结合起来，可以治疗筋骨并联的疾病。这个理论联系到五输穴的空间观、时间观、同气相求、五行气化等。如阴陵泉穴为脾（土）经水穴，太溪穴为肾（水）经土穴，两穴配伍，土水互应，脾肾双治，可以治疗蛋白尿、肾炎、肾衰竭，就如同真武汤一样。

第三节　易象对针的渊源

笔者应用易象针法进而组成对针，是从区位针法开始的，其想法主要受到了董氏奇穴倒马针法区位取穴法的启示。

一、倒马针法

跟随董师（董景昌老师）学习董氏奇穴后，发现董氏奇穴的最大特色就是倒马，倒马是指在同一经上取相邻的两个穴（或三个穴）一起针刺治疗同一种病证。董师针灸处方的主治穴与相邻两个或三个穴的单独主治功效完全相同。董氏奇穴应用区位间两个有效穴位的取穴法，启发了笔者，这是笔者后来研创易象针法的渊源。

董氏奇穴之精髓在于倒马，笔者认为倒马针法的深层意义为"区位取穴"。倒马取穴与单一穴位取穴不同，在一条经上两穴或三穴并用，这样取穴有夹穴作用，两穴还可以连成线，成为带，包围成区。治疗范围就不是一个点，而是带、区这样的大范围，倒马取穴可以说是一种区位取穴及区位疗法，所以往往效果比单取十四经穴快且好。如治疗落枕，落枕后常涉及手太阳经、足太阳经、督脉及少阳（肩井部位）经，若在十四经取穴，就要用很多针，可是用董氏奇穴的重子穴、重仙穴就能很快地解决。这种双穴夹区治多经、治多部位的特点，在董氏奇穴中经常见到，这就是区位取穴的最大优点。再如坐骨神经痛，仅针刺对侧手上的灵骨穴、大白穴两穴就可立即止痛，不论是太阳经、少阳经，还是厥阴经走向的坐骨神经痛患者，都能立刻见效，且都在远处针刺，既方便又安全。这种涉及多经络、大部位的病证，应用董氏奇穴区位疗法效果较好，既用针少，效果也快。

在多年临床诊疗中，笔者领悟到倒马针法之中蕴含着"全息"。董氏的倒马针法，除了可加强治疗作用外，还可以借助全息作用有全体呼应的效果。（关于倒马针法之组成及分析，详见笔者著作《董氏奇穴原理解构》）

董氏奇穴之倒马，原称回马，笔者深入分析，发现这里面有着深厚的易理内涵，包括太极、阴阳、三才、五行、六经（开阖枢）、八卦、河洛等。若能对易理有一定的研究及认识，自能理解，也就更能深入发挥，这也是笔者从区位针法发展出易象针法的原因之一。

二、从经典著作中发现区位针灸

笔者在进一步研究经典著作后，发现古书中早已有类似倒马针法的雏形，这可能是区位针法的滥觞。在许多经典针灸书中，笔者经常发现邻近穴位有相同的治疗作用，都能治疗同一区域的病变，且两个穴位连用可以治疗大面积和多脏腑的病变。

（一）帛书和马王堆医书

据帛书及马王堆医书中内容可知，早期针刺以刺经脉为主，后来才有穴位的概念。因此有可能从一个区域向两三个刺激点分化，在一个小范围内分出两三个作用相同的点，再加上针具的进步，从砭石进化至毫针，刺激点更精确，以多针同刺取代了砭石大面积刺激。在针组中找出其中的主穴，为其定名，其他针刺穴位亦以主穴为根据而定名，这可能是穴位产生的原因，也可能是区位针法及倒马针法产生的渊源。

笔者研究十四经穴，发现在同一条经上 3 寸之内常有两三个穴位，如在腕后手太阴肺经有列缺、经渠、太渊三穴密集排列，腕后手少阴心经有神门、阴郄、通里、灵道四穴密集排列，手足各经都有此现象。这些密集排列的穴位间神经血管分布类同，其治疗效果也相近或类似，可以构成穴组共同应用，这也可以说是一种倒马现象。

（二）《黄帝内经》

早在《黄帝内经》之《灵枢·厥病》中说："肾心痛也，先取京骨、昆仑……胃心痛也，取之大都、太白……肝心痛，取之行间、太冲……肺心痛，取之鱼际、太渊。"又《灵枢·热病》记载："热病，而汗且出，及脉顺可汗者，取之鱼际太渊，大都太白……"

上述京骨、昆仑两穴相连，大都、太白两穴相连，行间、太冲两穴相连，鱼际、太渊两穴相连（皆为荥输穴相连），这种用法就有着倒马针法的影子。

（三）《窦太师流注指要赋》

同一条经络上邻近两穴并用，在金元时期《窦太师流注指要赋》后附的接经法提出鱼际、太渊治心肺痛，大都、太白治胃心痛，行间、太冲治肝心痛等，强调通接经气。这种刺法与董氏奇穴的倒马针法类同。足见很早之前就有此类针法的应用。

第四节　易象针法的形成

上述区位针法基本上都是直线、纵线的分布联系。笔者从纵向区位走向横向区位及上下区位的二针系列，研创出自己的区位针法，因为借用了易理象数的太极、阴阳、三才、五行、易卦等，才得以发挥，因此称为"易象针法"。

笔者早在1975年编著的《针灸经纬》中就已列入易理针灸一章，之后又学习了多本有关易经及易理的著作，并于1980~1986期间在中国台湾六所大学的易术社教授易理，这样逐渐建立了笔者个人的易象观，后来又将易理应用在针灸领域，颇为实用。笔者在20世纪90年代后期在北京大学攻读易经哲学博士，专攻易经与中医之结合，对易理易象与中医之应用进行了更深入的研究。笔者之所以研创易象针法，主要还是受到了易理思路的启发。

一、太极思路

在笔者解构董氏奇穴的过程中，研创出"太极全息""对应针法""三才针灸"，发现在大、中、小太极中同一个区域都能治疗同样区域的病变，如三间穴、中渚穴、后溪穴都在手太极的腰脐线上，都能治疗腰痛。足部踝太极腰脐线上的穴位，如昆仑穴、太溪穴及奇穴正筋，都能治疗腰病，这条线在大太极中对应颈部，这些穴位又都能治疗颈部病证。

这样，一个穴可以治疗多个区域的病，这就是笔者一针疗法理论的基础。由于穴位所在经络不同，主治也会有差异，掌握这种差异，联合应用，就能治疗更大区位的疾病，疗效更强，治疗的病证更多。

二、三才思路

手部小臂、大臂及足部小腿、大腿都有三才之分，三才即上焦、中焦、下焦。三才之分又有正向、倒向，每个穴位可以治疗许多疾病，在手脚上同是三才对应的穴位，作用及主治就有相似的地方，如手上的上焦区穴位与脚上的上焦区穴位主治就相似。

三、五行同气相求的启悟

穴位的五行属性决定了穴位主治的脏腑及相关区域，两个相关的五行穴位结合，就能治疗两脏相关的区位，如太冲为木经土穴，陷谷为土经木穴，两穴皆有木土之性，同气相求，两穴合用可以治疗木土不和、肝脾不和的病变，疗效极佳，这类例子极多。

2003 年笔者开始在韩国庆熙大学全面讲授"以易理解构董氏奇穴"，之后韩国大兴出版社将笔者讲课录音出书，再由美国中医文化中心翻译成繁体中文及英文出版，加上之后在十余国讲课，自此笔者以"易象针灸"演绎的董氏奇穴已通行世界。

第二章　易象针灸基础

中医理论与易理有着密切的关系，易象理论及方法深深影响着针灸，包括经络、腧穴、手法、治疗等，可以说无处不蕴涵着易理。下面简述太极、三才及易卦思维的运用。

第一节　太极

"物物一太极"的全息性，是易学太极元气论中一个非常重要的观点，在《吕氏春秋》中就提到"天地万物，一人之身也，此之谓大同"。宋代理学兴盛，太极学说得到大力发展，朱熹明确提出"人人有一太极，物物有一太极"之说，中医学整体观认为人身为一个小宇宙，而人体的任一局部又为一个小"人身"，整体包含局部，而局部亦有整体的信息。此思想之后又发展出全息思想，即整体包含局部，而局部亦有整体。从局部可以反映整体，治疗整体，这种思想运用于中医诊断及临床，即是中医特有的全息医疗方法。此观点是笔者重要的针灸思路，可以用来阐释古法针灸及董氏奇穴，并用来探索新穴位。

人身整体之太极，对应身体后部则以命门为太极，对应身体前部则以肚脐为太极，但从"一物一太极，一处一太极"之全息观来看，全身又有许多太极。

在笔者多本著作中，已屡屡提及太极观念及应用，现举例简述几种太极与穴位应用。

一、大太极

大太极又称肘膝太极，以肘膝为太极，肘为手臂之太极，膝为大小腿之太极，对应于人身整体之太极肚脐及命门，有顺对和逆对，有 6 种主要的对应。

（一）手躯顺对

将上肢自然下垂与躯干呈顺向并列，可有下列对应关系：即肩对应头，上臂对应胸（或背）脘，肘对应脐或腰，下臂对应下腹或腰骶，手对应阴部。临床应用手指上的董氏奇穴妇科穴和还巢穴治疗妇科病及不孕症有特效，这就是应用了手对应阴部的理论。

（二）手躯逆对

将上肢与躯干呈逆向并列，可有下列对应关系：即手对应头，前臂对应胸（或背）脘，肘对应脐或腰，上臂对应下腹或腰骶，肩对应阴部。如用内关穴治疗心悸、胸闷，以及用肩部的董氏奇穴云白穴、肩中穴等治尿道病及妇科阴道病，都与此有关。

（三）足躯顺对

将下肢与躯干顺向并列，可有下列对应关系：即大腿对应胸（或背）脘，膝对应脐或腰，小腿对应下腹或腰骶，足对应阴部。笔者常以陷谷穴治疗痛经，以大敦穴、隐白穴治疗崩漏，用复溜穴治疗腰骶痛，用三阴交治疗下腹疾病等，所用依据皆与此对应理论相合。

（四）足躯逆对

将下肢与躯干呈逆向并列，可有下列对应关系：即足对应头，踝对应颈项，小腿对应胸（或背）脘，膝对应脐或腰，大腿对应下腹或腰骶。如用昆仑穴治颈项不适，用董氏奇穴的正筋穴、正宗穴治疗颈项不适，都与此有关。膝对应肚脐，阴陵泉穴正在膝上，如同水分穴正在脐上，水分是治疗水肿病的要穴，因此阴陵泉穴也是治疗水肿病的要穴。

上述对应方法见表 1。

表 1　大太极之手躯顺对、手躯逆对、足躯顺对、足躯逆对表

对应部位	头	胸脘（背）	脐（腰）	下腹	阴部
手躯顺对	肩	上臂	肘	下臂	手
手躯逆对	手	下臂	肘	上臂	肩
足躯顺对	髋	大腿	膝	小腿	足
足躯逆对	足	小腿	膝	大腿	髋

（五）手足顺对

将上肢与下肢顺向并列为手足顺对，以肘对应膝为中心对应，可有下列对应关系：即肩对应髋，上臂对应大腿，肘对应膝，下臂对应小腿，手对应脚。如髋部疾病可取肩部穴位（肩中穴）施治，膝部疾病可取尺泽穴或曲池穴，也可取奇穴心门。笔者治疗脚踝痛常针刺手部的小节穴，这也是手足顺对的运用方法。

（六）手足逆对

将上肢与下肢呈逆向并列为手足逆对，可有下列对应关系：即肩对应足，上

臂对应小腿，肘对应膝，下臂对应大腿，手对应髋。如取后溪穴、腕骨穴治疗坐骨神经痛，取董氏奇穴之灵骨穴治疗坐骨神经痛亦甚效，都是用例。

手足顺对与手足逆对对应列表 2 如下。

表 2　大太极之手足顺对、手足逆对表

手足顺对	肩	上臂	肘	下臂	手
	髋	大腿	膝	小腿	足
手足逆对	肩	上臂	肘	下臂	手
	足	小腿	膝	大腿	髋

上述几项作图如下（图 1）。

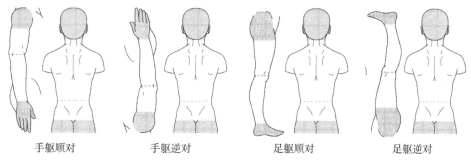

手躯顺对　　　　手躯逆对　　　　足躯顺对　　　　足躯逆对

图 1　大太极对应图

二、中太极

中太极又称腕踝太极，以腕踝为中心，其上至手指、脚趾，其下至前臂及小腿中段。腕踝对应于人身整体之太极肚脐及命门，也有顺对及逆对之别，有 2 种主要的对应。

手躯顺对即指对应头，掌对应胸脘（背），腕对应腰脐，前臂前段对应下腹，前臂中段对应阴部。

足躯顺对即趾对应头，跖对应胸脘（背），踝对应腰脐，小腿下段对应下腹，小腿中段对应阴部。其对应见下表（表 3）。

表 3　中太极之手躯顺对、足躯顺对表

对应部位	头	胸脘（背）	腰脐	下腹	阴部
手	指	掌	腕	前臂前段	前臂中段
足	趾	跖	踝	小腿下段	小腿中段

再如手躯逆对，即前臂中段对应头，前臂前段对应胸脘（背），腕对应腰脐，掌对应下腹，指对应阴部。足躯逆对即小腿中段对应头，小腿下段对应胸脘（背），

踝对应腰脐，跖对应下腹，趾对应阴部。其对应见下表（表4）。

表4 中太极之手躯逆对、足躯逆对表

对应部位	头	胸脘（背）	腰脐	下腹	阴部
手	前臂中段	前臂前段	腕	掌	指
足	小腿中段	小腿下段	踝	跖	趾

作图如下（图2、图3）。

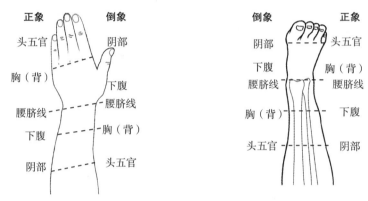

图2 中太极（腕）正象、倒象图　　图3 中太极（踝）正象、倒象图

上述中太极的应用很多，在古代针灸治疗中，虽然没有明确说明，但其中颇多内容与全息相符。如鱼际穴及奇穴重子穴、重仙穴对应胸背部位，所以针刺这些穴位治疗胸背痛甚效；如太溪穴对应肾之部位，因此常用于治疗肾病，笔者常针刺此穴治疗肾绞痛；如支沟穴及奇穴搏球穴皆对应于尾骶，故针刺此穴能治疗便秘及尾骶痛。这种应用在古代针灸（见《常用针灸歌诀》）治疗中极多，见表5如下。

表5 《常用针灸歌诀》对应关系表

穴位	对应部位	穴位
关冲	耳	窍阴
大骨空	眼	行间
二间、三间	咽	太冲、太白
劳宫	心胸	涌泉
鱼际	胃	公孙
腕骨	腰脐	中封、昆仑
内关	小腹	三阴交
二白	肛门	承山

董氏奇穴中也有这种对应关系，举例见表6。

表6 董氏奇穴中对应关系表

穴位	对应部位	穴位
（指、趾）又三	耳	六完
（指、趾）木穴	眼	火硬
（指趾、掌跖）大白	咽	火主
（掌、跖）手解	心胸	涌泉
（掌、跖）土水	胃	火菊
（腕、踝）腕顺二	腰脐	水相
前臂（前段）内关	小腹	小腿（下段）人皇
前臂（中段）火串	肛门	小腿（中段）搏球

三、小太极

小太极又称局部太极，可以说手臂部、足腿部、面部、手掌部都有一个太极。每一个部分都能治疗全身疾病，这一现象充分反映了人身的整体性。

（一）头面

头部之太极早在《灵枢·五色》中就有论述，基本上可以说是面部太极全息正象图（图4）。从额头向下排列：大体以鼻准（鼻头）为（太极）中心，主头面；两眉中间主肺；眉梢上主咽；两目之中主心；鼻柱正中主肝，鼻柱起点（即眼下鼻上）为山根；

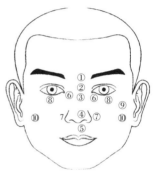

图4 面部太极全息正象图

注：①肺；②心；③肝；④脾；⑤膀胱和子宫；⑥胆；⑦胃；⑧小肠；⑨大肠；⑩肾

鼻准主脾；鼻翼主胃；肝之左右主胆；眼角以下至颧骨部主小肠，颧骨以下至颊部主大肠，由颧骨以下（同鼻子下缘平行）向耳前颊部之处主肾。

根据此太极对应关系，临床上常针刺水沟穴治腰脊痛，针刺巨髎穴（与肾俞对应）治腰病，针刺奇穴马金水（在颧下与肾腰对应）治腰痛、肾结石，针刺兑端穴治泌尿系疾病，针刺印堂穴治失眠等。

每一部位皆有正象及倒象之别，头部也有倒象，但这是后来发展出来的，从下巴向额头排列：承浆之下应喉部；口应心脏；人中应食管；鼻应胃；眼周应肾；额部应肠；额顶应膀胱、子宫。见面部太极全息倒象图（图5）。

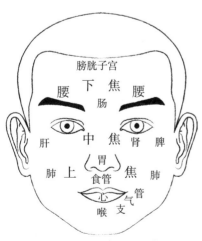

图5 面部太极全息倒象图

临床可根据此理论观察疾病和施针治疗，如口角反应支气管，腮帮反应左右肺，针刺水金穴、水通穴时向两颧皮下斜刺，即从支气管部位刺到肺，这种针刺方法治疗咳喘甚效。眼眉反应横结肠及腰部，针刺睛明穴及攒竹穴能治疗腰痛，除了经络的作用也与全息有关。

（二）四肢

四肢亦有局部之太极，如前臂、后臂、大腿、小腿都有小太极，都可以中段中央为太极，对应中焦脐腹。同大、中太极一样，也有正象和倒象。但为了应用方便，笔者一般将每个部分分为三等份，分别对应上、中、下焦。上部诊治头部及心肺疾病，中部诊治脾胃、肝胆疾病，下部诊治肾、膀胱、下肢疾病。如下臂前部的支沟穴可以治疗气短、心悸，下臂中部的奇穴肝门可以治疗肝炎，下臂后部的奇穴心门可以治疗膝痛及尾椎痛。同大、中太极一样，小太极也有倒象。倒象则治疗相反，如支沟穴治疗便秘甚效，奇穴心门治疗心脏病甚效。在这方面也可以归入三才、三焦，此内容在三才应用部分另有说明。

（三）手部

整个手掌和面部都有一个太极，从手掌活动中枢的三间穴至后溪穴作一条连线，为腰脐线，位于这条线上的穴位皆能治疗腰痛。正象以此为中心线，此腰脐线以上至指缝间治心胸部疾病；指缝至指尖间治五官病；指尖治疗头部及神志病；腰脐线以下至掌根间治小腹部疾病；掌根治阴部疾病。如三间穴、后溪穴以及奇穴灵骨、大白、腕顺皆可治腰痛，液门穴及奇穴木穴、三叉三穴皆能治五官病，井穴皆治神志病，掌根可治子宫病、坐骨神经痛等。倒象以此为中心线，此腰脐线以上至指缝间治小腹部疾病；指缝至指尖间治疗少腹部病；指尖治疗阴部病；腰脐线以下至掌根间治心胸部疾病；掌根治头部疾病。如奇穴妇科穴可治疗妇科病；鱼际穴可治疗胸背病；奇穴重子穴可治疗胸背痛；掌根大陵穴可治疗口腔炎、口臭等。

第二节　三才思维

三才思维模式是中国传统文化和思维方式的一部分，源于《周易》。《易传·系辞下》中说："《易》之为书也，广大悉备，有天道焉，有人道焉，有地道焉。兼三才而两之，故六。六者非他也，三才之道也。"这种思维方法后来被《黄帝内经》融会吸收。《黄帝内经》中的"人与天地相参"，通过天（上）、人（中）、地（下）

的分区与联系，提示人们应该把宇宙万物看作是一个整体，然后再去观察分析宇宙万物的运动、变化和发展。这一思维方法也运用在中医学的许多方面，我们必须因地、因人、因时而异，从整体到部分系统地认识生理、病理，从而正确地治疗患者。

笔者个人总结的三才思维，不论运用在十四经穴还是董氏奇穴，都极为实用且有效。这里简单介绍笔者在经穴应用中总结的三才思维。人体每个局部都可以分为三部分，即上、中、下三部分，上部诊治上焦，即头部及心肺疾病，中部诊治中焦，即脾胃、肝胆疾病，下部诊治下焦，即肾、膀胱、下肢疾病。每一部分皆有倒象，所以上部可以诊治下焦肾、膀胱、下肢疾病，中部可以诊治中焦脾胃、肝胆疾病，下部可以诊治上焦头部及心肺疾病。

（一）头面

头面部的三才划分：两眼以上至额头主上焦；两眼以下至鼻准主中焦；鼻准以下至下巴主下焦。根据每一部位皆有正象及倒象，头部也有倒象：即承浆之下应喉部；口应心脏；人中应食管；鼻应胃；眼周应肾；额部应肠；额顶应膀胱、子宫。这些内容与太极思路有交集，在上文中已经有过介绍。

（二）四肢

将手抬高举起，从腕至肩，谓之正象。上焦部位诊治头部及心肺疾病，中焦部位诊治脾胃、肝胆疾病，下焦部位诊治肾、膀胱、下肢疾病。如下臂前部之内关穴可治疗心悸，前臂中部肝门穴可治疗中焦病肝炎，前臂下部之心门穴可治疗下焦病膝痛及尾椎痛等。

将手自然下垂，谓之倒象。从倒象来看，上焦部位诊治头部及心肺疾病，中焦部位诊治脾胃、肝胆疾病，下焦部位诊治肾、膀胱、下肢疾病。如支沟穴治疗便秘甚效，奇穴心门穴治疗心脏病甚效。其他部位如手掌、上臂、小腿、大腿部也是如此。这一部分内容在上文中已经有过介绍，在此仅作简述。详见下图（图6）。

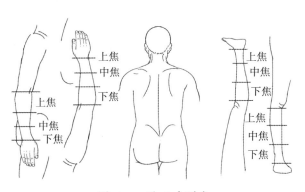

图6　四肢三才划分

（三）手部

整个手部也有一个太极，从手掌的活动中枢线三间至后溪穴作一连线，这是腰脐线，位于这条线上的穴位皆能治疗腰痛，三间、中渚、后溪皆治腰痛。正象则此腰脐线以上至指缝间为心胸部，主上焦；指缝至指尖间治五官病，如木穴、三叉三穴皆治五官病；指尖治疗头部病证及神志病；腰脐线以下至掌根间为小腹、少腹部。少府、劳宫治胃病特效，掌根为阴部，治子宫疾病、坐骨神经痛等特效。

同样手掌也有倒象，掌根对应头部，例如大陵穴治疗口腔炎、口臭特效。腰脐线以下至掌根间对应胸背部，例如重子、重仙治疗颈肩背部疾病特效等。腰脐线（方亭区）以上至指缝间为小腹部；指缝至指尖间治少腹部疾病。例如五间穴治疝气尿道炎、前列腺炎特效；掌根大陵穴治疗口腔炎、口臭特效；重子、重仙治疗颈肩背痛特效等（见图7、图8）。

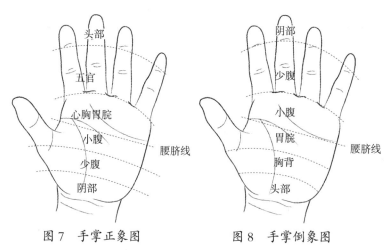

图7　手掌正象图　　　　图8　手掌倒象图

第二掌骨侧，也可分三才，即三焦。从掌指关节（头穴大白）开始，到腕掌关节（足穴灵骨）止，分为上、中、下三部分。上部治头部及心肺疾病，中部治脾胃、肝胆疾病，下部治肾、膀胱、下肢疾病。笔者常用（上部）大白治头面病；用灵骨（下部）治坐骨神经痛等，用合谷（中部）治腰腹病；用大白与合谷中间的大合穴治心胸、烦闷、失眠等。

第三节　易卦思维

一些穴位与易理卦象有关，了解易卦思维，就可以在临床诊病时更为有效，下面简单谈谈易卦思维。

在十四经中有不少穴位的命名与易卦有关，如人中穴、兑端穴等。人中穴在鼻口之间，鼻吸天气，口食地气，人中位于天地之中，故谓人中，且人中以上鼻、耳、眼皆双孔共为六窍，象征地卦之六断，人中以下口及前后二阴共三窍，象征天卦之三连，如此形成"地天交泰"之卦。兑端穴与口紧连，口为兑卦，故名兑端。

董氏奇穴也有不少穴运用卦象命名，如土水穴及水金穴就是运用卦象命名的。土水穴，一方面是从其功能作用来考虑，另一方面是它位于手掌艮卦、坎卦之间，艮卦属土，坎卦属水，因此名之为土水穴。水金穴，一方面是从其功能作用来考虑，另一方面是从易理卦象来考虑，水金穴位于面部乾卦、坎卦之间，坎卦属水，乾卦属金，因此名之为水金穴。土水穴位于肺经，因此实为土金水穴。水金穴有大肠经及胃经经过，大肠经属金，胃经属土，因此实为土金水穴。两穴皆为土金水穴，皆有极佳的理气作用，都是治疗咳喘的特效要穴。

手掌上董氏奇穴的主治功效除与穴位所在经络有关外，还与所在八卦部位有关，一般是先天八卦主阳面穴，后天八卦主阴面穴，但有时也要互相参考。如大指的穴位与艮卦脾胃有关，所以大指上的穴位主治功效除与经络有关外，还与脾胃有一定的联系。如奇穴五虎穴治疗四肢痛基于脾主四肢理论，制污穴治疗肉不收口基于脾主肌肉理论，止涎穴治疗小儿流口水基于土水穴治疗胃病等。食指的穴位除与大肠经有关外，还与巽卦肝胆有关，如大间、小间、外间、浮间、木穴等穴的主治功效，皆与木病、风病、肝病有关。食指阳面的穴位与兑卦（属金）有关，如指驷马穴、指千金穴可治疗与肺金有关的疾病。见图9、图10。

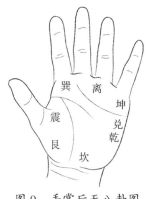

图 9　手掌后天八卦图

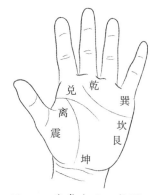

图 10　手掌先天八卦图

中指阴面的穴位与离卦有关，故心常穴及脾肿穴可以治疗心脏病。中指阳面的穴位与乾卦有关，所以可以治疗督脉病变，但也要考虑离卦，所以也可以治疗膝痛、心悸等。如此，再把脏腑别通加进去，一穴就可以治疗更多疾病。

头面亦有卦象，以后天八卦为例：上为离火，下为坎水，坎卦之左为艮土，坎卦之右为乾金。针刺水通穴或水金穴，必须两侧皆针，两侧皆针则土金水并含，对应肺、脾、肾，理气作用更强，故可以治疗咳喘、呃逆（噎膈）、腹胀、呕吐等。又如头部亦有八卦：后会为离卦，前会为坎卦，坎卦之左侧州昆、州圆、州仑分别为巽、震、艮卦，右侧州昆、州圆、州仑分别为坤、兑、乾卦。董氏奇穴前会（坎水）、右州圆（兑金）形成了金水配，后会（离火）、左州圆（震木）形成了木火配。两组对穴并用，相当于头上的木火穴与灵骨穴、大白穴组，治疗卒中半身不遂有特效。

第三章　古代经典与歌诀中的对穴

第一节　古代经典中的对穴

　　早在《针灸甲乙经》中就有了很多穴位名称，如"肺胀者，肺俞主之，亦取太渊""气癃溺黄，关元及阴陵泉主之""腰痛不可以久立俯仰，京门及行间主之""大便难，中渚及太白主之""霍乱逆气，鱼际及太白主之"等。在一些著名歌赋中也可以见到对穴配伍的例子，如《百症赋》中共治疗96证，有76证采用对穴治疗，有"耳聋气闭，全凭听会、翳风""耳门、丝竹空，住牙疼于顷刻""目眩兮，支正、飞扬""发热仗少冲、曲泽之津""至阴、屋翳，疗痒疾之疼多""半身不遂，阳陵远达于曲池"等，不胜枚举。还有《玉龙赋》中共治84证，有28证采用对穴治疗。《席弘赋》《标幽赋》《拦江赋》《灵光赋》等歌赋中都记载了不少对穴的治疗。这些宝贵的经验值得我们借鉴。

第二节　古代歌诀中的对穴

　　古代歌诀中的一些"穴位呼应"疗法也给笔者不少启示，如明代医家凌汉章所著的《卧岩凌先生得效应穴针法赋》(简称《得效应穴针法赋》)中就有许多例证。如头晕目眩主穴风池，应穴合谷；眼痛主穴合谷，应穴睛明；牙齿痛主穴太溪，应穴二间；脊强主穴人中，应穴委中；头项强主穴后溪，应穴承浆；胁下肋边痛主穴阳陵泉，应穴支沟。这些都是很有效的经验穴，所列主穴能治该病，所述应穴亦能治该病，两穴合用形成对针、区位针，治疗效果更加明显快速。

　　各家针灸歌诀皆有特色，皆值得我们学习。但各家有各家的说法，初学者分散学习则难免繁复难记，且不易于掌握穴位的具体作用，或治病虽效但取穴过多。若将分散的歌诀综合起来，以病证为纲目，并加以对比分析，就不难找出治病取穴的共同规律，医者可了解什么疾病应该用什么穴位治疗，在临床诊病时精简取穴，有助于提高疗效。

　　本书将《灵光赋》《杂病穴法歌》《得效应穴针法赋》《通玄指要赋》《百症赋》《肘

后歌》《兰江赋》《席弘赋》《长桑君天星秘诀歌》等歌诀中之对穴列出，并简要分析，方便读者整体了解并应用。至于常用针，文中虽未列出，但由于许多对针都是两个特效常用针之组合，因此在后文中会提及，使读者在认识对针的同时也能知悉常用针。

由于古代歌诀篇幅甚大，本节简要分析如下，见一而知众，其余四肢、腰脊背肋、胸腹、妇儿外科之对针分析，散见于笔者《杨维杰常见病特效一针疗法》及《针灸纵横》（原《针灸宝典》），请读者自行参考。

（一）尸厥和中风

（1）尸厥：百会、隐白（《杂病穴法歌》）。

（2）尸厥：维会、百会（《得效应穴针法赋》）。

（3）卒暴中风：聪会、百会（《玉龙赋》）。

（4）中风：中冲（禁灸，惊风灸之）、人中（《玉龙歌》）。

（5）中风吐沫：人中、颊车（《胜玉歌》）。

（6）中风不语：顶门、百会（《玉龙歌》）。

（7）半身不遂：阳陵泉、曲池（《百症赋》）。

笔者按：尸厥即休克昏迷之病，一般针刺百会穴以温通督阳，还可针刺隐白穴或维会穴。如为阴脱所致尸厥可针刺中极穴。卒暴（突然而来）之中风针刺百会穴为主，人中亦为常用穴，可配合中冲穴刺血，效果尤佳。治疗中风半身不遂等后遗症，使用上下互配法，针刺曲池、阳陵泉效果较佳。

（二）惊悸和梦魇

（1）惊悸怔忡：阳交、解溪（《百症赋》）。

（2）烦心呕吐：幽门、玉堂（《百症赋》）。

（3）心下悲凄：听宫、脾俞（《百症赋》）。

（4）梦魇不安：厉兑、隐白（《百症赋》）。

笔者按：惊悸怔忡可针刺阳交穴配解溪穴。阳交穴为胆经穴，心胆相通，胆虚心亦虚；解溪穴虽为胃经穴，但五行属火亦能通心。惊悸怔忡常单取通里穴，通里穴为心经穴位。心虚热壅或胆寒皆可针刺少冲穴，少冲穴为心经（火经）井穴，有木（属木）火两性，心胆皆可治之。梦魇（多噩梦）不安，针刺厉兑穴、隐白穴，此二穴一为胃经井穴，一为脾经井穴，所谓"胃不和则卧不安"，井穴主神志病，故针刺脾经、胃经之井穴。

（三）癫痫

（1）痫症：鸠尾、涌泉（《席弘赋》）。

（2）癫痫发狂：后溪、鸠尾（《得效应穴针法赋》）。

（3）五痫：后溪、鸠尾、神门（《胜玉歌》）。

（4）五般痫：劳宫、涌泉（《杂病穴法歌》）。

（5）风痫：神道、心俞（《百症赋》）。

笔者按：治癫痫当取督脉穴位，根据各家经验，最常取的穴位为后溪穴和鸠尾穴，两穴合用效果更佳。后溪穴通于督脉，为灵龟八法要穴之一。鸠尾穴为任脉络穴，亦与督脉通。治风痫当取心俞穴、神道穴，神道穴亦在督脉。此外手心之劳宫穴以及足心之涌泉穴并用亦可治疗痫病。

（四）癫狂

（1）发狂奔走：上脘、神门（《百症赋》）。

（2）邪癫：水沟、间使（《灵光赋》）。

（3）癫妖：人中、间使（《杂病穴法歌》）。

（4）癫疾：身柱、本神（《百症赋》）。

笔者按：治疗癫狂当针刺间使穴，间使穴为心包经之金穴，可治疗神志及痰火病。亦有以间使穴配人中者，还有针刺后溪穴者，人中、后溪穴皆与督脉有关。也有针刺身柱穴配本神穴者，本神穴在胆经位于头部，胆亦主神志，身柱穴在督脉。

（五）痴呆

呆痴：神门、太冲（《得效应穴针法赋》）。

笔者按：治疗痴呆，各家皆针刺心经之原穴神门穴。神门穴可配太冲穴应用。此外亦可单取肾经之络穴大钟穴治之，此为手足少阴经同名经相通之理。

（六）水肿

（1）水肿：足三里、三阴交（《玉龙歌》）。

（2）水肿：水分、气海（《席弘赋》）。

（3）水肿：水分、复溜（《杂病穴法歌》）。

（4）鼓胀：三阴交、水分、足三里（《玉龙赋》）。

（5）腹胀浮肿：水分、建里（《长桑君天星秘诀歌》）。

（6）水肿脐盈：阴陵泉、水分（《百症赋》）。

笔者按：治疗各种水肿（包括腹水），各家经验皆以针刺水分为主，其次为针刺复溜穴。水分穴配复溜穴，或水分穴配气海穴，或水分穴配脾经之足三里穴、阴陵泉、三阴交，这些都是治疗水肿的常用穴组。

（七）黄疸

（1）黄疸：腕骨、中脘（《玉龙歌》）。

（2）黄疸：后溪、劳宫（《百症赋》）。

（3）祛黄：腕骨、至阳（《得效应穴针法赋》）。

（4）脾虚黄疸（即阴黄）：腕骨、中脘（《玉龙赋》）。

笔者按：治疗黄疸当针刺腕骨穴和至阳穴，腕骨穴配至阳穴效果尤佳。腕骨穴亦可配中脘穴应用。腕骨穴为小肠经原穴，能利湿，用后溪穴治黄疸其理亦同，后溪穴还可配劳宫穴治疗黄疸。其他治疗黄疸的要穴还有涌泉穴，且涌泉穴配至阳穴效果更佳。

（八）伤寒（外感风寒）

（1）伤寒：风府、风池（《席弘赋》）。

（2）伤寒汗不出：期门、通里（《长桑君天星秘诀歌》）。

（3）热病汗不出：大都、经渠（《百症赋》）。

笔者按：治疗伤寒（外感风寒）有多组特效穴位，但风池穴配风府穴效果最佳。伤寒无汗者可针刺复溜穴，也可针刺期门穴，期门穴可配通里穴应用；伤寒多汗者可针刺合谷穴。总而言之，无汗者宜泻针刺复溜穴，有汗者宜针刺合谷穴。

（九）发热厥寒

（1）发热：少冲、曲池（《百症赋》）。

（2）岁热时行（即流行性温热病）：陶道、肺俞（《百症赋》）。

（3）寒栗恶寒：二间、阴郄（《百症赋》）。

笔者按：治疗发热当针刺曲池穴，曲池穴为阳明经合穴，阳明证多发高热，曲池穴善于清热，曲池穴可配少冲穴应用。发热时针刺肺俞穴、陶道穴，陶道穴在督脉大椎穴下风门穴旁，配肺俞穴治温热病效果较佳。寒栗恶寒针刺二间穴（荥穴能清热亦能助热），阴郄穴是少阴经郄穴，厥寒与少阴有关。若三焦壅热则取三焦经井穴关冲穴刺血。

（十）疟疾

（1）疟疾：大椎、间使（《肘后歌》）。

（2）五疟：间使、大杼（《胜玉歌》）。

（3）疟生寒热：间使、百劳（《得效应穴针法赋》）。

（4）寒疟：商阳、太溪（《百症赋》）。

（5）寒疟：合谷、内庭（《长桑君天星秘诀歌》）。

（6）疟疾三日发：寒多补复溜，热多泻间使（《肘后歌》）。

笔者按：治疗疟疾最常针刺间使穴，间使穴为经穴，主治喘咳寒热。间使穴可配大杼穴或百劳穴。治疟疾还可针刺后溪穴。合谷穴配内庭穴或商阳穴配太溪穴可用来治疗寒疟（寒多热少之疟），其他治疗疟疾的穴位还有金门穴、灵道穴等。疟母即疟疾迁延日久导致脾脏肿大，当针刺章门穴，章门穴为脾之募穴。

（十一）虚劳和五劳

（1）针虚：气海、关元、委中（灸）（《行针指要歌》）。

（2）针劳：膏肓、百劳（《行针指要歌》）。

（3）尪羸（即虚损瘦弱）久不愈：璇玑、气海（《玉龙赋》）。

（4）五劳羸瘦：足三里、膏肓（《得效应穴针法赋》）。

（5）痨瘵传尸（即传染性疾病）：魄户、膏肓（《百症赋》）。

（6）尸劳（相当于结核病）：涌泉、关元、丰隆（《玉龙赋》）。

（7）传尸劳病：涌泉，痰多加丰隆，气喘加关元（《玉龙歌》）。

笔者按：歌诀中虚劳、五劳多指肺痨，但临证时其他虚劳亦包括在内，笔者治疗时最常针刺膏肓穴和足三里穴，可以单取，也可合用，其次为魄户穴。膏肓穴和魄户穴在肺俞附近均善治肺病，膏肓穴可与魄户穴配用，还可与百劳穴配用。足三里穴为胃经合穴，是调补脾胃最常应用的穴位。临床还可针刺天枢穴治疗虚劳和五劳，天枢穴为大肠经募穴，是足阳明胃经穴，针刺天枢穴可调理手足阳明经。

（十二）虚汗、盗汗

盗汗：阴郄、后溪（《百症赋》）。

笔者按：治疗盗汗当针刺阴郄穴，阴郄穴为心经郄穴，心主汗，针刺郄穴有收敛作用，故止盗汗效果较好，阴郄穴可配后溪穴。虚汗还可取颈百劳穴，颈百劳穴在大椎直上2寸，后正中线旁开1寸，为奇穴。

（十三）劳倦

倦言嗜卧：通里、大钟（《百症赋》）。

笔者按：治疗倦言嗜卧可以针刺手少阴经之络穴通里穴以及足少阴经之络穴大钟穴，体现了《伤寒论》少阴病之提纲"少阴之为病……但欲寐也"。《灵光赋》中认为治疗疲劳可针刺劳宫穴，劳宫穴为心包经荥穴，为火经火穴，有强心之功，《百症赋》中认为劳宫穴能祛湿可治疗黄疸病，还可治疗疲劳。

第四章　十四经穴的对穴配穴规律

对穴配穴的方法及原则很多，本章从经络及穴位特性，并根据古法经验，融入笔者的个人心得，简述对穴的配穴规律。对穴的配穴规律一般可分为按经络、穴性、部位等几大类，下面分类简述。

第一节　按经络循行及经络间关系配对穴

根据经络循行及经络之间的关系选穴配成对穴，分为本经配对、表里经配对、同名经配对、别通经配对、异经配对这几类。

（一）本经配对

本经配对是指本经腧穴相配成对，此类对穴所占比例极大。本经配对可治疗本经循行部位的疾病以及所属脏腑的疾病。《百症赋》中说"原夫面肿虚浮，须仗水沟、前顶（水沟、前顶皆膀胱经）""目黄兮，阳纲、胆俞（阳纲、胆俞皆膀胱经）""耳门、丝竹空，住牙痛于顷刻（耳门、丝竹空皆三焦经）""项强多恶风，束骨相连于天柱（束骨、天柱皆膀胱经）""抑又论妇人经事常改，自有地机、血海（地机、血海皆脾经）"。《标幽赋》中说"悬钟、环跳，华佗针蹩足而立行（悬钟、环跳皆少阳经）"。《席弘赋》中说"气刺两乳求太渊，未应之时泻列缺""列缺头痛及偏正，重泻太渊无不应（太渊、列缺皆肺经）"。《杂病穴法歌》中说"曲池两手不如意，合谷下针宜仔细"，以合谷穴配曲池穴治疗头面、耳、目、口、鼻病，此两穴皆在大肠经，是常用的对穴，其他歌诀中还有很多对穴，不再列举。

本经配对另有一种两端取穴法，即在头尾取穴，有包夹之意。如肩痛不举，痛点在手阳明经肩髃穴附近，治疗时可在大肠经之首尾两端处或附近取穴，针刺迎香穴配商阳穴（或二间穴）效果较好。

还有一种本经配对取穴同董氏奇穴的倒马针法，即在同经相邻穴位取穴配对，全身有很多地方都可以使用倒马针法配对，可以增强疗效，如内庭穴、陷骨穴并用治疗肠胃病效果很好，针刺内关穴、间使穴治疗心脏病有特效。更多内容将在第五章区位易象对针组方式中列举。

（二）表里经配对

表里经配对是指根据经络的络属关系，选择与本经相表里经脉的穴位配成对穴，常用于治疗本经及表里经脉的病证。古人的应用经验很多,《百症脉》中说"天府（肺经）、合谷（大肠经），鼻中衄血宜追""阴郄（心经）、后溪（小肠经），治盗汗之多出""梦魇不宁，厉兑（胃经）相谐于隐白（脾经）""女子少气漏血，不无交信（肾经）合阳（膀胱经）"。《肘后歌》中说"鹤膝肿劳难移步，尺泽能舒筋骨疼，更有一穴曲池妙"。《玉龙赋》中也将曲池穴与尺泽穴配对，治疗肘挛痛。

表里经配对中最具有代表性的是原络穴配对，原络穴表里经配对又称主客配穴，以原发病证经脉的原穴为"主"，以互为表里经脉之络穴为"客"。如胸胁疼痛，口苦欲呕，又出现头晕目眩之肝经病，可取胆经之原穴丘墟穴为主，配肝经之络穴蠡沟穴为客。又如外感头痛者取合谷穴配列缺穴；胃腹胀闷、痰饮咳喘者取太白穴配丰隆穴等。

表里经配对若不取原络穴，取表里经相关穴治疗也有很好的疗效。如胃气虚寒取足三里穴配公孙穴；脾虚便溏取阴陵泉穴配足三里穴等均为临床常用对穴。

（三）同名经配对

同名经不但脉气相通，且在气化上也有相同性质。如《素问·阴阳离合论篇》中说："……三阳之离合也，太阳为开，阳明为阖，少阳为枢……三阴之离合也，太阴为开，厥阴为阖，少阴为枢。"其中三阳三阴并没有手足之分。《伤寒论》中的六经病也是手足同论，因此同名经穴可以相互治疗彼此经的疾病。如手太阳经穴能治疗足太阳经之病变，足太阳经穴也能治疗手太阳经之病变，其他各经皆如此。手足同名经互相配对，一走上一走下，有上下交济的作用。

古人应用同名经配对也是屡见不鲜。如八脉交会穴之"外关配临泣""后溪配申脉"，都是手足同名经配对。又如《百症赋》中所说的"目觉慌慌，急取养老、天柱""听宫、脾俞祛尽心下之悲凄""倦言嗜卧，往通里、大钟而明""热病汗不出，大都更接于经渠"以及《席弘赋》中所说的"手足上下针三里，食癖气块凭此取"，都是同名经配对用之有效的经验。

手足同名经相对应的部位在全息学说上都有相对应的位置，因此有同质作用。如中渚穴、临泣穴皆能治疗耳病；手三里、足三里穴都能治疗胃肠病；神门穴、大钟穴都能治疗痴呆；鱼际穴、公孙穴都能治疗胃病和痄积；外关穴、悬钟穴皆能治疗落枕等。手足同名经穴可以互相取代，若共同配对，则能加强治疗效果。笔者常用内关穴配太冲穴（手足厥阴经）治疗膝痛并强心，又常以束骨穴配后溪穴（手足太阳经）治疗腰背痛、头项强痛，这些都是同名经配对的应用。

（四）别通经配对

脏腑别通，首见于明代李梴的《医学入门》。清代唐宗海的《中西汇通医经精义》中虽然也略加解说，但以内科为主，而且只有五脏别通，并未列出药物。笔者从《易经》《黄帝内经》探源，补上"胃与胞络通""肝与大肠通，心与胆通，脾与小肠通，肺与膀胱，肾与三焦通"，构成完整的脏腑别通。笔者于1972年起将脏腑别通应用于针灸临床，迭获显效。

别通经配对是指在一条经络上以两针倒马配成对穴，可治疗相通经络或脏腑的疾病。如内关穴、间使穴（心包经）并用治疗胃病、膝痛特效；中白穴、下白穴（三焦经）治疗腰痛、肾脏病甚效；合谷穴、曲池穴（大肠经）治疗头晕（肝经病）甚效；后溪穴、腕骨穴（小肠经）并用去脾湿治疗黄疸及减肥效果很好；董氏奇穴之重子穴、重仙穴（肺经）治疗背痛特效。也可以在两条相通的经络上各取一穴配对治疗这两条相通经络或脏腑的疾病。如内关穴（心包经）和足三里穴（胃经）配对治疗心脏病及胃病特效；曲池穴（大肠经）和太冲穴（肝经）治疗头晕、高血压病特效；神门穴（心经）和风市穴（胆经）治疗失眠、心神不宁及胆虚特效；肾关穴或阴陵泉穴（脾经）与后溪穴（小肠经）配对治疗五十肩特效。

这种别通经配对取穴，或以上治下，或以下治上，或以脏治腑，或以腑治脏，有阴阳相济、上下调整的作用，若上下共刺，则有交济升降之功，疗效显著，治疗一些疾病非一般传统配穴所能比拟。

（五）异经配对

异经配对是指配对穴位所属经络不在一条经络上，亦无表里相通关系。这样的配穴不在少数，如《百症赋》中说"天鼎（大肠经）、间使（心包经），失音嗳嚅而休迟""阳谷（小肠经）、侠溪（胆经），颔肿口噤并治""哑门（督脉）、关冲（三焦经），舌缓不语而要紧""且如两臂顽麻，少海（心经）就傍于三里（大肠经）""转筋兮，金门（膀胱经）、丘墟（胆经）来医"。其他歌诀中异经配穴的例子也不少。这里就不再多举。

第二节　特定穴配对规律

特定穴的配对应用很多，有五输穴配对、原络穴配对、俞募穴配对、八会穴配对等，此外还有奇正穴配对等。特定穴的配对还有彼此间配对、特定穴与非特定穴配对。

一、五输穴配对

五输穴配对即井、荥、输、经、合穴配对。根据五输穴的配对法有三种配对方式：一是五输穴同性穴配对；二是五输穴不同性穴配对；三是五输穴五行配穴。下面简要论述。

（一）同性穴配对

五输穴同性穴配对即井穴配井穴，荥穴配荥穴，输穴配输穴，经穴配经穴，合穴配合穴。如《百症赋》中说"廉泉（井穴）、中冲（井穴）舌下肿痛堪取""半身不遂，阳陵（合穴）远达于曲池（合穴）""喉痛兮，液门（荥穴）、鱼际（荥穴）去疗"。

（二）不同性穴配对

五输穴不同性穴配对，如井穴配荥穴、输穴、经穴、合穴，荥穴配井穴、输穴、经穴、合穴。《针灸甲乙经》中使用荥穴、输穴配穴较多，有本经取穴也有表里经取穴，还有不直接关联的两条经络相配取穴。《百症赋》中说"行间（荥穴）、涌泉（井穴）主消渴之肾竭""热病汗不出，大都（荥穴）更接于经渠（经穴）""发热仗少冲（井穴）、曲池（合穴）之津"。

（三）五行配对

1. 两针连用

五输穴五行配穴两针连用类似董氏奇穴的倒马针法。因两穴毗邻，五行有相比和相生的作用，能起到相辅相成的效果。如三间穴（木）配合谷穴（木）；行间穴（火）配太冲穴（土）；内庭穴（水）配陷谷穴（木）；太溪穴（土）配复溜穴（金）。

2. 母子穴配对

母子穴配对是指本经失调取子母经穴调治。如出现虚证时可取本经母穴，配母经五行本穴；出现实证时可取本经子穴，配子经五行本穴。如肝虚取肝经之水穴曲泉穴，配肾（水）经之水穴阴谷穴；肝实取肝经之火穴行间穴，配心（火）经之火穴少府穴，其他各经都依此法配对。

五输穴五行配伍，在笔者著作《杨维杰针灸五输穴应用发挥》中有详细论述，为避免重复，各位读者可自行参考。

二、原络穴配对

原络穴配对在前文"表里经配对"中已略提及，在这里稍加补充，原络穴配对为原穴应用最多的配穴法，有 3 种配穴法：①本经原络配。②本经原穴配表里经络穴。③手足同名经之原络穴相配。

三、俞募穴配对

俞募穴配对即背部俞穴与胸腹募穴配对。俞穴单用治脏病，募穴单用治腑病，这是俞募穴的常用方法。这种取穴方法体现了《黄帝内经》"从阳引阴""从阴引阳"针法。临床治疗脏腑疾病，可用其所属经之俞穴或募穴治疗，五脏有病，宜取背部俞穴，因为背属阳，六腑有病，宜取腹部募穴，因为腹部属阴。如胃痛、呕吐等为胃经病变，可针刺中脘穴。咳嗽、感冒为肺经病变，可针刺肺俞穴。俞穴、募穴互相配合治疗脏腑病证疗效较好，所以在临床上应用得十分广泛。如胃病可针刺胃俞穴配中脘穴，疗效极佳。

四、郄穴配对

郄穴是人体经脉气血汇聚之处，多气多血，郄穴调理气血的作用极强，多用于治疗本经经脉或脏腑突然阻滞失调引起的急性病证。郄穴配对有如下几种。

1. 双郄配对

双郄配对即表里经郄穴配对，如消化系统疾病常取胃经郄穴梁丘穴与脾经郄穴地机穴。

2. 郄会配对

郄会配对主要是指与郄穴与八会穴配对，治疗相应组织（筋、脉、骨等）之急证及痛证效果较好。如气喘取肺经郄穴孔最穴配气会膻中穴；胃痉挛取胃经郄穴梁丘穴配腑会中脘穴等。

3. 与其他特定穴配对

理气止痛可配原穴，治脏腑病可配俞穴或募穴，治痛证也可配输穴（输主体重节痛）。《百症赋》中也有一些用例，如"转筋兮，金门（郄穴）、丘墟（原穴）来医""审他项强伤寒，温溜（郄穴）、期门（募穴）而主之""阴郄（郄穴）、后溪（俞穴），治盗汗之多出"。

五、八脉交会穴配对

八脉交会穴配对即奇经八脉交会穴配对。"公孙配内关"能治疗心、胸、胃部病变；"足临泣配外关"能治疗目外眦、耳后、颊颈及肩部病变；"申脉配后溪"能治疗目内眦、颈、项、耳及肩部病变；"照海配列缺"能治疗肺、胸膈、咽喉等病变。八脉交会穴是"上下配对"的具体表现。"外关配足临泣"与"后溪配申脉"

也是同名经配对的体现。由于八脉交会穴配对皆是一上一下，所以有上下交济的作用，调整机体整体的作用很强。

六、其他

穴位配对的方法还有很多。如奇穴正穴配对、牵引配对等，现简述如下。

1. 奇穴正穴配对

奇穴正穴配对即奇穴特效穴与十四经穴配对，如笔者治疗足跟痛常用手部之灵骨穴配足部之束骨穴，治疗膝痛常用手部之心门穴配足部之太冲穴，治疗落枕常用手部之重子穴配下巴处承浆穴。由于奇穴与十四经之配对穴皆为治疗该病证的特效穴，故有双重治疗的作用，效果较好。

2. 牵引配对

牵引配对即在健侧远端取穴治疗疾病，并在同侧（患侧）远端取穴作为牵引。如鼠蹊部痛针刺对侧灵骨穴，加取同侧太冲穴作为牵引。五十肩取对侧小腿之肾关穴治疗，再根据肩部疼痛部位，取同侧远端输穴或荥穴，如痛在阳明经取三间穴，痛在少阳经取中渚穴，痛在太阳经取后溪穴。由于"荥输主外经""输主体重节痛"，这些牵引穴也能治疗痛证，牵引穴既能牵引也能治疗，有双重治疗效果。牵引配对其实也是一种远道取穴与上下取穴。

第三节　按部位选配对穴

按部位选配对穴是指根据疾病之所在决定配穴所在的方法，有邻近、远道、远近、上下、前后配对5种。

一、邻近配对

邻近配对即在病变局部或邻近部位取穴，适用于治疗五官病和发作性的局部病。《百症赋》中说"耳聋气闭，全凭听会、翳风""颊车、地仓穴，正口喝于片时""悬颅、颔厌，偏头痛止"。《玉龙歌》《玉龙赋》《杂病穴法歌》中都用颊车、地仓治疗口歪。《玉龙赋》中说"天突、膻中医喘嗽""手臂红肿，中渚、液门要辨"，这些都是邻近取穴的例子，其作用与《黄帝内经》中"以痛为输"类似，邻近配对可以说是对《黄帝内经》的发挥。

二、远道配对

远道配对即在远离病变的部位取穴配对。所谓"病在上者，下取之；病在下者，高取之"，这种取穴方法临床应用较多。如《针灸甲乙经》中说："大便难，中渚及太白主之。"《百症赋》中说"目眩兮，支正、飞扬""喉痛兮，液门、鱼际去疗""大敦、照海，患寒疝而善蠲"。《杂病穴法歌》中说"心胸痞满阴陵泉，针到承山饮食美"。《席弘赋》中说"牙疼腰痛并喉痹，二间、阳溪疾怎逃"。这种取穴方法多取四肢肘膝关节以下的腧穴，多治疗头面躯干等标部病变。远处取穴是标本理论的应用及腧穴远治作用的发挥。笔者在临床治疗患者时发现有时取局部腧穴，疗效不彰，反而远道取穴，立能收效。

三、远近配对

远近配对是远部选穴及邻近选穴互相结合的配穴方法，在古代歌诀中应用很多。如《百症赋》中说"廉泉（近）、中冲（远），舌下肿痛堪取""目中漠漠，即寻攒竹（近）、三间（远）""强间（近）丰隆（远）之际，头痛难禁"。再如《玉龙赋》中说"大陵（远）、人中（近）频泻，口气全除"。《席弘赋》中说"但患伤寒两耳聋，金门（远）听会（近）疾如风""气海专能治五淋，更针三里随呼吸"。这些都是远近配对常用的治例。选取局部或邻近穴位，配合远部穴位联合运用，能发挥更好的治疗作用。

四、上下配对

上下配对是指在身体上半部（上肢及腰以上部位）及身体下半部（下肢及腰以下部位）各取一穴配成对穴互用。这种上下配对法治疗两穴所夹区域及所属经络病变很有效果。《百症赋》中说"半身不遂，阳陵远达于曲池""阳谷、侠溪，颔肿口噤并治""倦言嗜卧，往通里、大钟而明""热病汗不出，大都更接于经渠"。《玉龙赋》中说"照海、支沟通大便之秘""人中、委中，除腰脊痛闪之难制"。《杂病穴法歌》中说"腹痛公孙、内关原"。这些都是例证。常用的八脉交会穴、四关穴、四弯穴（委中配曲泽），就是上下配对的"对穴"。笔者常以内关穴、太冲穴上下配对治疗膝痛、腿痛，效果很好，又用内关穴、足三里穴上下配对治疗心脏病、气喘、胃病，效果很好。

五、前后配对

前后配对主要指在胸腹和腰背各取一穴，或在面部和后头颈项各取一穴。临床应用最多的是俞募穴配对，此外还有一些非俞募穴的前后配对。如《百症赋》

中说"咳嗽连声，肺俞须迎天突穴""脊强兮，水道、筋缩"。《玉龙歌》及《得效应穴针法赋》中都说风府穴配承浆穴治疗项强效果较好。前后配对若取任脉和督脉穴位，则前面为阴经，后面为阳经，一阴一阳，有调整阴阳之功。俞募穴配对是前后配对应用最典型的例子。一般对于脏腑新发病或正在活动期的疾病，其相应的背俞穴处常有压痛，可取俞穴；对于久治不愈或相对稳定之疾病则多取募穴。两者一前一后，阴阳相配，疗效更佳。如肺俞配肺经募穴中府穴治疗咳嗽、气喘、胸部胀满特效；胃俞配胃经募穴中脘穴治疗胃痛、胃胀、食欲不振等胃部疾患特效；膀胱俞配膀胱经募穴中极穴治疗癃闭、尿频、遗尿、尿涩等病证特效。现代临床应用前后配对法治疗的病种更多，如哑门穴配廉泉穴治疗音哑，人中穴配风府穴治疗惊风、抽搐，关元穴配肾俞或命门穴治疗多尿、夜尿、遗精、阳痿等。

本章小结

对穴配伍是针灸配穴原则的体现，必须在熟稔经络及穴位属性的前提下，才能进一步选穴配对。掌握一些固有的律例及经验配穴固然要紧，但深入了解对穴配伍方法，灵活并创新地将其运用于临床更为重要。只有这样，才能将针灸的疗效，提升到更快、更高、更好的境界。

上述各种配对法并非全然孤立，许多时候是互相交集的。前面所讲的"后溪配申脉"与"外关配足临泣"，既是八脉交会穴配对，又是上下配对，还是同名经配对。许多对穴也都有类似的交集。在配对取穴时可以从多角度（部位、经络、远近、上下、穴位等）考虑，诸法合参则疗效更好。此外也有根据病因、症状选取穴位配对，若读者能够掌握前述原则，灵活配对，在临床上就能运用自如。

取穴方法简要论述如下。

①同肢二穴：指两穴均取于同侧同肢，两穴之间有一段距离，如头尾配对、并合配对等。也指邻近两穴并用，即倒马针法。

②在两个上肢或两个下肢各取一穴配对，如左手一穴，右手另取他穴，这种取穴方法在原络配对中应用最多，当然也有其他穴互相配对。

③在同侧的上下肢各取一穴，即双穴均取于患侧（或健侧）同侧。

④双穴均取于对侧之上下肢，即在健侧上下肢各取一穴配成对穴。这种取穴方法多用于治疗对侧痛证。

⑤交叉取穴：在左手、右脚各取一穴配对，或右手、左脚各取一穴配对，此法在牵引配对中应用最多。

⑥双侧四肢两对对穴并用：如四关（合谷穴与太冲穴）并用，八脉交会穴（内关穴与公孙穴）并用。此法多用于治疗全身或内脏疾病。

第五章　区位易象对针组方方式

区位易象对针组方的方式有下列几种：纵邻区位、横连区位、三才区位、上下区位、区段区位、体应区位、五行区位、综合配穴等。这些对针组方方式在本书其他章节可见多处例证，下面简要说明。

一、纵邻区位

纵邻区位是指上下两个相邻的穴位连用形成对针，强化包围治疗一个大部位或脏腑的病证。

（一）董氏奇穴

两个相邻的穴位并用，在董氏奇穴中称为倒马针法，这种针法在董氏奇穴中占有极大的比例，随处可以找出不少用例。倒马针法最重要的是必须在同一条经络上取相邻两针或三针并刺，这样两穴或三穴只有相生而无相克，才能发挥最大的治疗作用。邻近穴位有太极全息作用，如灵骨穴、大白穴倒马可以治疗整个坐骨神经痛，灵骨穴、大白穴在大太极对应中都对应髋部坐骨神经区域，在微太极之正象、倒象互相对应腿和足，所以说这两穴都能治疗腿足病证。其他倒马针穴亦多如此。董氏奇穴共计有 96 穴，可以组成 43 组相邻两穴或三穴倒马针，说明了区位间附近穴位有相同的治疗作用。邻近两穴主治相同，若两个上下相邻的穴位连用，治疗效果就更有效，这种用法在十四经中应用也很多。

（二）十四经穴

十四经中两个相邻穴位并用的例子，在前面"区位针法与易象对针"章节中已作了介绍。《灵枢·厥病》中说中"肾心痛也，先取京骨、昆仑……胃心痛也，取之大都、太白……肝心痛，取之行间、太冲……肺心痛，取之鱼际、太渊"。这些皆为荥输穴配对，五行皆有火，所以能治疗与心有关的病证。《流注通玄指要赋》中提出鱼际穴、太渊穴治心肺痛；大都穴、太白穴治胃心痛；行间穴、太冲穴治肝心痛等，也是荥输穴配对，五行都属火土，所以能治疗与心有关的病证，但在治疗的同时强调通接经气。

本经相邻穴位的配对，即两个相连腧穴排刺，其刺激作用更强，有互助合作的强化作用。这种本经相邻穴位配对与"董氏奇穴"的"倒马针法"类同，有很多疾病都可以使用这种针法配对，增强疗效。两穴毗邻，五行有相比和相生作用，有相辅相成的效果。如内庭穴、陷谷穴并用治疗肠胃病特效；针刺内关穴、间使穴治疗心脏病特效；针刺支沟穴、外关穴治疗胁痛、小腿痛、坐骨神经痛特效；针刺手三里穴、曲池穴治疗头晕、鼻炎、肩臂痛、腰膝痛特效。其他穴位如合谷穴、三间穴配对，复溜穴、太溪穴配对，申脉穴、金门穴配对等不胜枚举。

二、横连区位

横连区位是指同一水平的特效穴位连用构成对针，能治疗多条经络同一水平部位的病证。

（一）同一水平区位

同一水平区位即太极横线水平，是指太极对应于同一水平部位的穴位能治疗同一水平部位的疾病，配成对针就能治疗同一水平区位多条经络的疾病，效果很好。如三叉三穴与大白穴都在手掌同一个水平，大白穴在大太极中对应五官（也对应髋、阴部），在微太极中对应头面，三叉三穴在大太极中亦对应五官头面，大白为阳明经穴位，可总揽前头及面部，三叉三穴为少阳经穴位，善治偏头病变，手少阳经别"指天，别于颠"，亦能治疗头顶痛及后头痛。笔者以这两穴治疗头痛，颇为有效，称之为"头痛二针"，已在临床得到许多验证。又如治疗感冒、流涕、鼻塞等，一手针刺木穴，一手针刺三叉三穴，仅两针就能治疗疾病。这些穴位都有治疗疾病的作用，多次合用称为双治疗，单穴都是特效一针。

（二）对等水平区位

对等水平区位即相同五输穴连横区位，同性质的五输穴大多处在相同水平的横线上，治疗作用也基本类似，也就是《灵枢·顺气一日分为四时》中所说："病在脏者，取之井，病变于色者，取之荥，病时间时甚者，取之输，病变于音者，取之经，经满而血者病在胃，及以饮食不节得病者，取之于合。"《灵枢·邪气脏腑病形》中说："荥输治外经，合治内腑。"《难经·六十八难》中说："井主心下满，荥主身热，输主体重节痛，经主喘咳寒热，合主逆气而泄，此五脏六腑井荥输经合所主病也。"根据上述内容，以手为例归类分析如下。

1. 指端（井穴）
①空间：对应头顶、神志、心下。
②时间：井穴治最急之疾病。

2. 指（井荥之间）
①空间：对应少腹、五官（如奇穴妇科穴、还巢穴，脾经井穴隐白穴，胃经

井穴厉兑穴）。

②时间：治最急与次急之间疾病。

3. 指缝间（荥穴）

①空间：对应五官、头（如大白穴、三叉三穴）、热证、外感（如大白穴、三叉三穴）。

②时间：荥穴治病次急之病。

4. 指本节（输穴）

①空间：阳经对应腰脐线、五官。

②时间：治疗阵发性病变以及缓急之间的疾病。

5. 腕

腕前骨缘为肾胆线，治疗肾脏、胆疾病。

（1）阴经（输穴）

①空间：对应腰脐（为腕太极之腰脐线）、头（三才），如列缺穴治头、颈疾病。

②时间：输穴治疗阵发性和缓急之间的疾病。

（2）阳经（经穴）

①空间：为腕太极之腰脐线，大太极之颈项线。如阳溪穴、阳池穴治腰脐、颈、项疾病。

②时间：经穴主治之病以慢性病为多。

对等水平区位相同的五输穴配伍，如肺经荥穴鱼际穴配伍三焦经荥穴液门穴治感冒极为有效，称为"外感二针"。又如大肠经输穴三间穴配伍小肠经输穴后溪穴治疗三叉神经痛特效，称为"叉痛二针"。

三、三才区位

三才区位主要指同一三才对等对应部位连用，可强化治疗相同部位疾病的效果。

（一）前臂三才

1. 正象

①上焦上（腕部）：治头、颈（又当大太极之颈）、腰（又当腕踝太极之腰脐线）。

②上焦：治上焦。

③中焦：治中焦。

④下焦：治下焦。

⑤下焦下（肘部曲池）：治肛（腰、膝）（头）。

2.倒象

①上焦上（肘部曲池）：治头、颈（又当大太极之颈）、腰（又当腕踝太极之腰脐线）。

②上焦：治下焦。

③中焦：治中焦。

④下焦：治上焦。

⑤下焦下（腕部）：治头、颈。

（二）小腿三才

1.正象

①上焦上（踝部昆仑、正筋）：治头、颈（又当大太极之颈）、腰（又当腕踝太极之腰脐线）。

②上焦：治上焦。

③中焦：治中焦。

④下焦：治下焦。

⑤下焦下（膝部阴陵泉）：治肛（腰、膝）（头）。

2.倒象

①上焦上（膝部阴陵泉）：治头、肩、腰。

②上焦：治下焦。

③中焦：治中焦。

⑤下焦：治上焦。

⑥下焦下（踝部昆仑、正筋）：治尾椎。

这种配伍可以一左一右，形成疏导平衡并用的两个特效一针。如治疗肩病，可以用阳陵泉穴配伍肾关穴，阳陵泉穴在三才之上部顶端，对应头肩及肩井穴，肾关穴亦在三才之上部，对应头面肩部，这两穴一穴属阴经，一穴属阳经，若两侧肩井痛，可一边取肾关穴，一边取阳陵泉穴，两穴合用治疗颈肩病变甚效。手足三才对应区配伍治疗同一部位疾病效果更好。

四、上下区位

上下区位也就是远取配穴。在相关经络之手脚或上下肢各取一穴，有交济牵引的作用，有3种配穴方式：大、中、小太极对应区配穴；手足三才对应区配穴；太极联合三才对应区配穴。简要论述如下。

1. 大、中、小太极对应区配穴

如面部腰肾线的马金水穴，配手上腰肾线的下白穴，治疗肾结石特效。

2. 手足三才对应区配穴

手三才曲池穴（正象下焦下肘部曲池）治疗肛周疾病，配足三才阴陵泉穴（小腿三才下焦下），治疗腹泻。

3. 太极联合三才对应区配穴

太极联合三才对应区配穴即太极对应的部位与三才对应的部位，交错互用，可以治疗更大范围的疾病。如心门穴在大太极之正象，手躯顺对在肘下，对应腰以下，大太极之倒象，手躯逆对在肘上，对应腰以上，如此则腰之上下皆能对应，腰之上下皆能治疗。心门穴若与手掌太极腰脐线（从三间穴至后溪穴作一连线）上之任一穴相配，治疗腰痛甚效。笔者一般选用三焦经上的中渚穴，治疗整个腰部疼痛，称为"腰二针"。

这种取穴方法治疗疾病大多疗效突出，更重要的是每个病证只需要两针，且可在头面以及任何肢体部位（手、前臂、后臂、脚、小腿、大腿等）选择穴位，体现了临床治疗疾病的灵活性。

五、区段配穴

相邻区位间的两个穴位，常有相同的作用，这两个区位可以称之为区段；这两个穴位配穴被称为区位配穴。两个相邻区段的穴位配穴，可以治疗更大范围的疾病。如阴陵泉穴治疗前头痛及肩臂痛非常有效，其下半寸的董氏奇穴肾关穴治疗前头痛及肩臂痛也非常有效，肾关穴至阴陵泉穴，皆可治疗前头及颈肩痛，称之为"头颈肩区段"。此两穴组成对针，治疗前头痛及肩臂痛就更为快速。治疗时不必两手或两足皆针，手足一边一穴即可。这样的区段配穴还有很多，如昆仑穴与正筋穴皆可治颈（三才对应头）腰（腕踝太极腰脐线）疾病，还可连至脊柱，如此从头颈到脊腰皆可治疗，称之为"颈肩腰脊区段"。

不论十四经穴还是董氏奇穴，都有这样的区段作用。如列缺穴可以治偏正头痛、咳嗽、呃逆，太渊穴也可以治偏正头痛、咳嗽、呃逆。这两个穴联用，组成对针，治疗偏正头痛效果就会更好。

六、体应区位

两个不同体位的刺法，结合起来，可以治疗两种体应区位的疾病，如筋骨、皮肉并病的疾病。如肱骨外上髁炎为筋骨同病，可针刺董氏奇穴曲后穴、手三里穴，曲后穴贴骨，手三里穴贴筋，两穴合用，非常有效，称为"肘二针"。又如骨关节炎导致的膝痛，治疗时以治骨为主，针刺心门穴、火主穴甚效，治疗时心门穴、火主穴都贴骨刺入。再如颞颌关节炎为筋骨同病，针刺火主穴、门金穴甚效，治疗时两穴都贴骨刺入。火主穴在肝经，主筋，门金穴五行属木也主筋，两穴合用，筋骨并治，治疗颞颌关节炎导致的口难张者甚效，称为"颞颌二针"。

七、五行区位

1. 手足对应部位五输穴五行并用

手足对应部位五输穴五行并用，可治疗同名经大范围的疾病。输穴主治疼痛，如三间穴配陷谷穴，一穴为手阳明经输穴，一穴为足阳明经输穴，合用可治疗人身前面大范围疼痛，称为"前二针"。又如后头、颈背、腰臀等太阳经大范围疼痛，可针刺手太阳经输穴后溪穴，配足太阳经输穴束骨穴，称为"后二针"。再如人身侧面大面积疼痛，可用手少阳经输穴中渚穴，配足少阳经输穴临泣穴，称为"侧二针"。

2. 五行之交应两行穴位

五行之交应两行（一般多指五输穴）配用可以加强治疗疾病的效果，有些配对也可以治疗两个脏腑的疾病。如脾肾两虚，可针刺脾经水穴阴陵泉穴和肾经土穴太溪穴。笔者常用阴陵泉穴配太溪穴，治疗糖尿病、蛋白尿。又如心脾两虚，可针刺心经土穴大陵穴和脾经火穴大都穴。其他牵涉到两脏的病证，皆可依此原则取五行之交应两行穴位治疗。

3. 五行之五气配穴

五行之五气配穴包括卦象五行配伍及针方对应。如介于手掌艮卦和坎卦之间的鱼际（土水）穴，配合面部界于坎卦、艮卦、乾卦之间的水通穴，治疗气喘特效。又如三叉三穴位于手掌之后天坤卦位，故能健脾，此穴配门金穴能治疗上睑下垂、易倦嗜睡。三叉三穴位于手掌之先天巽卦位，故能祛风，配鱼际穴能治疗感冒。

4. 气化针法

气化针法是较为高端的针法，透过五气将穴位转化成方剂，两穴相配，等同于多个方剂。详见本书"第六章针方对应取对穴"。

还有其他多种配穴方法，在此不再多谈，详见本书其他章节内容。

八、综合配穴

前面举例论述了多种配穴方式，可依前述配穴方式配穴，但在临床上基本多数配穴方式是综合配穴。如灵骨穴、大白穴倒马可治疗整个坐骨神经痛，虽然主要根据太极全息，但两穴皆贴骨刺入，又在大肠经，大肠经与肝经通，肝主筋，属筋骨并治，治疗坐骨神经痛甚效，此为筋骨体应，又为经络别通。又如三叉三穴、大白穴皆与五官头面对应，但经络不同，大白穴总揽前头及面部，三叉三穴为少阳经穴位，善治偏头病变，两穴合用能治疗整个头痛。再如中渚穴配心门穴，可以治疗整个腰痛，此二穴的穴位配对原则除太极与三才交错连用配穴外，还考虑了经络，心门穴在太阳经，可以治疗足太阳经经过部位和督脉中央处的腰痛，中渚穴为三焦经穴，可治疗两边腰痛，又能透过三焦与肾通而有补肾治腰的作用，这样融入了经络作用，提高了治疗效果。其他配穴如内关穴配太冲穴（肝主筋）、门金穴配火主穴（经络相通，且体应相应）等许多配穴都属于综合配穴。

第六章　针方对应取对穴

针方对应也是象数对应的一种。针方对应即针方相对，指针穴可以与方剂相对，师法方药的作用机制，用针穴代替方剂。在面对疑难杂症时，可以用针穴代替方剂，加强治疗作用，加速痊愈（此观点与方法较为新颖，对于研习一针及对针甚为重要，在笔者所著《杨维杰常见病特效一针疗法》中亦有"针方相对取效穴"一章，读者可自行参考对照学习）。

一、为什么要学习针方对应

不少国家或禁用麻黄，或禁用附子，或禁用细辛，甚至三者皆禁，以致许多经典名方竟无法应用，殊为可惜。那么要如何补救呢？用什么方法解决这个问题呢？针药同理，在师中医之法的基础上，别开蹊径，用针代方，在无药可用之际，可用针代替方剂济急。有药的同时，既可以用经方治病，也可以用针治病，如果两者结合，就是一加一等于二或大于二，可以缩短治疗时间，加快痊愈。

针灸大师杨继洲在《标幽赋》及《通玄指要赋》中就首先揭示了用针的重要性，他说："夫治病之法，有针灸，有药饵，然药饵或出于幽远之方，有时缺少，而又有新陈之不等，真伪之不同，其何以奏肤功，起沉疴也？惟精于针，可以随身带用，以备缓急。"他比较了药物和针灸，指出药物有时缺少，且新陈不等，真伪不同，甚至缓不济急，说明了针灸的方便及实用。这段话放到今日，也能够表达当今中医学界的现况，即国内外中医药行业的窘境。面对这种趋势与状况，可以从针方相对下手，这是个很好的路子与方法。

针灸与中药方剂都是中医学的一环，针药同理，学习"针方相对"及"方针相应"，可以灵活变通互用，可代彼此之不足，针方合用之，治疗效果更佳，还能缩短疗程。因此，了解针方相对，甚为关键。

二、如何进行针方对应

（一）了解五输穴的五行属性

五输穴的五行属性以及阴经与阳经的配合次序是不同的，在临床应用时必须熟记，《难经·六十六难》中说："阴井木，阳井金，阴荥火，阳荥水，阴输土，阳输木，阴经金，阳经火，阴合水，阳合土。"就是说阴经井木，依次为荥火、输土、经金、合水；阳经井金，依次为荥水、输木、经火、合土。

临床治疗颈项强硬常用葛根汤或桂枝加葛根汤，针刺时用后溪穴及束骨穴也能治疗颈项强硬，后溪穴配束骨穴就如同葛根汤，因为后溪穴及束骨穴皆为太阳经输穴，输主体重节痛，且此两穴皆属木，善治不能转动之筋病。葛根汤或桂枝加葛根汤善治太阳阳明合病，笔者也常用此方剂治疗颜面震颤、三叉神经痛、眼皮无力下垂、颜面神经麻痹等太阳阳明合病病证。后溪穴配三间穴就等同葛根汤或桂枝加葛根汤，治疗风病甚效，盖后溪穴为太阳经输穴，三间穴为阳明经输穴，且两者五行皆属木，皆善治风病也。

（二）活用五输穴的时间观与空间观

五输穴的时间观与空间观与"开阖枢"有关，"开阖枢"决定了经络的内外观，也决定了五输穴的时间观与空间观。井穴在手指、脚趾尖端，为身体最外处，主通闭开窍，善治外来之病，如中风、感冒、急性炎症等。荥穴善治外经、外感证，但治疗速度比井穴稍慢，还可治疗急证，如肺经荥穴鱼际穴及三焦经荥穴液门穴皆可治疗感冒，有类比麻黄汤、桂枝汤的作用。输穴为"转输"之处，输穴又界于井穴、荥穴与经穴、合穴中间，所主之病为半表半里，与少阳经主半表半里相同，少阳为输，且"输"与"枢"同音，输穴有类比柴胡汤之作用。经穴接近合穴，经穴主治之病以慢性病居多，经脉上的络穴或紧邻经穴之前，或紧邻经穴之后，因此经穴也善治久而入络之病。合穴在最上、最里面，合主脏腑之病，亦主闭藏之病，且"合"与"阖"同音，故合穴能治疗脏腑病，如阳陵泉穴可类比大柴胡汤（阳陵泉穴为少阳经土穴，善治少阳阳明合病，又为合穴主腑病，亦主闭藏之病）。

其他特定腧穴能够记熟更好，偶尔配用也有辅助效果。

（三）将穴位的五行与方药的五行对应

认识了五输穴的五行属性，下一步就是把穴位的五行与方药的五行对应起来（四气五味与穴性对应），这是针方相对最简单也是最核心的方法。

清心火，药当用"苦寒"，对应针穴就是火之荥穴（荥主身热）或火之水穴，中药中清心火当选黄连，心包（火）经荥火穴在"清心火"方面就等同于黄连，黄连善治烦躁之证，亦善治心下（胃）之证。劳宫穴善于除烦，劳宫为心包（火）经荥火穴，系火中之火穴，泻火效果极佳，针刺劳宫穴能清心火、除湿热，尤擅清胸膈及胃之热，能导火下行，治疗口疮、心闷、结胸痞闷、疮疾等颇有佳效。心包络为心之外围，代心受邪，故心包络受邪出现的症状基本上和心经受邪出现的症状一致，故劳宫穴也可以治疗心经的病证，针刺劳宫穴还有泻烦热、安神定志的作用，能治疗心火亢盛所引起的病证，如热伤神明的心悸、失眠、心烦等病。少府穴为心经荥火穴，也善治心火亢盛之病。虽然劳宫穴、少府穴都能清心火，但劳宫穴偏于清胃火，心包络与胃别通，诸泻心汤证皆可用之，少府穴则偏于清心神之火，黄连阿胶鸡子黄汤证可用之。

清肺火，药当用"辛凉"或"辛寒"，对应针穴就是肺之荥穴或水穴。肺之荥穴就等同于石膏，鱼际穴为荥穴，"荥主身热"，鱼际穴有双向调节作用。治疗感冒，中药处方有辛温、辛凉之别，辛温方有麻黄汤、小青龙汤等，可用肺经（金）荥火穴鱼际穴治之，辛凉方有大青龙汤、麻杏石甘汤，亦可用肺经（金）之荥火穴鱼际穴治之。鱼际穴为肺经之火穴与心相应，又因为心主汗，针刺鱼际穴可发汗亦可止汗，鱼际穴可作为治疗感冒麻黄体质（如外劳等餐风饮露者）的首选穴。学生、办公室人员之感冒，常用柴胡桂枝汤，针刺治疗时可从液门穴透中渚穴，中渚穴为手少阳之输穴（输穴系中央穴），液门穴为手少阳之荥穴，荥穴善治表证，从液门穴透中渚穴等同柴胡桂枝汤，针刺时宜从浅表刺入，以应肺表外感。鱼际穴为荥穴，也可发汗清肺热，若配辛凉之尺泽穴，也可代大青龙汤、麻杏石甘汤。又有麻附细辛汤体质（少阴阳虚体质者，老年人居多）之感冒，液门穴透中渚穴深针可透至手少阴经之少府穴，少府穴为少阴（火经）之火穴，温阳作用甚强，配鱼际穴有麻附细辛汤之作用。

感冒时针刺鱼际穴，配合液门穴透中渚穴抵少府穴，可通治麻黄体质、柴胡桂枝汤体质、麻附细辛汤体质之感冒，笔者在临床使用此对穴频率极高，疗效既好又快。除临床门诊外，笔者在世界各地讲课时，遇到不少学生感冒后抱病听课，针此两穴都能缓解病情，甚至当场痊愈。笔者的学生在临床治疗感冒患者亦屡用屡效，皆称此为"感冒杨二针"。

（四）认识主症与病机以求对应

这是针方对应中比较深层次的用法。如果要进行经方的针方对应，就要熟悉方剂的主症、病机及病位，以求对应。笔者认为不论用方还是用针，前提都要了解每个穴位和经方的主症、病机及病位，还要熟悉组方、方义及基本应用。如果已经对经方有深入的理解，以针代方或以针辅方，用起来就比较简单快速。"针方相对"也同"方证相对"一样，主症、病机及病位都要兼顾，治疗时效果才能更好。有这样的方剂基础，才能进行针方相对，以针代方。

如麻杏石甘汤治疗的主症为"汗出而喘"，治疗的病机为"热遏闭肺"之肺热。里热壅肺则熏蒸作汗，肺气闭塞则气逆咳喘。治病时抓病机可以从清肺热着手，可选用鱼际穴配尺泽穴。盖鱼际穴为肺经荥穴，荥主身热，荥穴皆有清热之效，清肺热可用鱼际穴；每一经之水穴皆能治疗该经之火热病，尺泽穴为肺经水穴，善治肺经之火热病，治疗扁桃体炎、肺炎、咽喉炎皆有卓效，且尺泽穴为合穴，合主逆气而泄，合穴善治气逆之病，故尺泽穴治疗咳喘效果极佳。又鱼际穴为肺之火穴与心相应，心主汗，肺主皮肤（主表），鱼际穴素为调理汗液之要穴，亦善于退热敛汗。单用鱼际穴治自汗每见奇效，鱼际穴与尺泽穴合用，能治疗麻杏石甘汤之主症"汗出而喘"，这就是"肺炎二针"。若患者病情严重，也可点刺少商穴，少商穴为井穴，在经络最前方，其性主"开"，善治急证及外感证，点刺少商穴可治疗小儿重症肺炎及小儿高热，肺炎为小儿最多见的肺部疾患。重症肺炎一般起病急，少商穴为肺经之井穴，治肺经急证效果极佳，少商穴有疏风解表、泄血清热、宣肺化痰之功，退热效果很好。治疗成人感冒、发热点刺少商穴亦能退热。少商穴亦善治气逆，常点刺此穴治疗憋气，针刺后立刻轻松。

如小青龙汤治疗的病机为"心下有水气"，治疗的主症为"而咳""而微喘"。心下有水气，为胃内有寒水，外感引动水气上冲于肺故见咳喘。病因病机为土内有寒水射金，为什么心下有水气？若患者平常爱吃生冷的东西，吃多了，那胃里就有寒气，这叫作内饮，稍微受冷后，外寒引动内饮，心下就有水气了，鱼际穴在董氏奇穴中据卦象名之为土水穴，土水者，胃中（心下）有水气也，所以鱼际穴能治疗心下有水气，是治疗咳喘证（心下有水气）之特效穴。且鱼际穴又是荥穴，又可以治疗外感病，所以它是治气喘特效针。

治气喘首选含土金水三性之穴位，如水通穴、土水穴等，其次为含金水两性之穴，如尺泽穴、鱼际穴、复溜穴等。尺泽穴常配鱼际穴治疗咳喘。笔者临床治疗咳嗽常用尺泽穴，因尺泽穴是肺经的合穴，合穴主逆气，尺泽穴配水金穴是"咳嗽杨二针"；土水（鱼际穴）穴配水金穴（或水通穴）就是"气喘杨二针"。

每个方剂都能找到相对应的穴位，如真武汤治疗的病机是脾肾阳虚，水气犯逆，就可以选择阴陵泉穴治疗。阴陵泉穴为脾（土）经合（水）穴，能补脾肾，笔者常用此穴治疗脾肾两虚之病，包括脾肾阳虚及气阴两虚之证，此穴治疗范围极大，治疗病种极多，如肾炎水肿、蛋白尿、肾衰竭等，疗效极好。阴陵泉穴为治水要穴，针刺阴陵泉穴有很强的调理水液之功，治疗小便癃闭不通、水肿盈脐、腹水、遗尿不禁、脚气等有极佳疗效。这些病证都是脾肾两虚，水气犯逆所致，与真武汤治疗的病机相同，针刺时再配伍水土两性之穴，疗效更佳，配太溪穴（水经土穴）即是"脾肾二针"。

如吴茱萸汤证，《伤寒论》中"食谷欲呕者，属阳明也，吴茱萸汤主之""少阴病，吐利，手足厥冷，烦躁欲死者，吴茱萸汤主之""干呕，吐涎沫，头痛者，吴茱萸汤主之"。此三证涉及阳明经、少阴经、厥阴经，皆可用内关穴治之。内关穴能治疗厥阴之病，透过脏腑别通能治疗阳明经病，内关穴与吴茱萸汤针方相对。

（五）以方转针，从方找穴

不只经方可以找到对应穴位，时方也可以，如行间穴为肝经荥穴，善于清肝经火病，又为肝经子穴，善于泻肝经实证，等同于龙胆泻肝汤。龙胆泻肝汤能治疗青光眼、膀胱炎、带状疱疹等病，行间穴也能治疗青光眼、膀胱炎、带状疱疹等病。

又如在耳尖刺血治疗失眠，可以对应多个方剂，盖心肾皆开窍于耳，针此处可交通心肾，交通心肾等同黄连阿胶鸡子黄汤，在此处刺血等同于活血化瘀的血府逐瘀汤，血府逐瘀汤治疗长期失眠疗效甚佳，血府逐瘀汤为疏肝之四逆散加活血之桃红四物汤组成。少阳经至耳绕耳，针刺耳尖有四逆散之功，亦能疏肝，以刺血治之，如同加入桃红四物汤活血。然此穴亦不止有血府逐瘀汤之意，少阳经至耳绕耳，还蕴含着温胆汤之意。在耳尖刺血等同于集合多个治疗失眠的特效方剂于一穴，所以耳尖为治疗失眠的第一特效针。

再如《古今录验》续命汤"治中风痱，身体不能自收，口不能言，冒昧不知痛处，或拘急，不得转侧"。续命汤治疗多发性硬化症效果较好，此方组成为麻黄、桂枝、杏仁、甘草、石膏、人参、干姜、川芎、当归。方药组成有麻黄汤、麻杏石甘汤之意，再加人参、干姜、川芎、当归等药，针方对应鱼际穴，再加上其他健脾理气、益肾理血之穴位，治疗多发性硬化症，效果较好。这就是转方为针的妙用，参考方剂应用此法可治疗许多疑难杂症。

本章小结

学习针方对应，有着启发的意义，医者纵然在缺方缺药的情况下，亦能使用针方对应理论以针代替方剂，这是海外医师学习中医经典的变通之法，或许也是国内未来（如果中药缺乏或伪药较多）治病的趋势。深入研究针方相对，不仅能拓展方剂的使用范围，还能增强针刺的作用，对于针刺穴位组方也是另一形式的创新。针刺能辅助方药，针药并用可缩短疗程，有助于治疗更多疑难杂症。

第七章　其他对针

一、前身二针

内关　　公孙

（一）穴位解析

1. 内关

【位置】在前臂掌侧，当曲泽与大陵的连线上，腕横纹上 2 寸，掌长肌腱与桡侧腕屈肌腱之间。（附图 22）

【针法】舒腕仰掌取穴，取双侧穴位。用毫针直刺或向上方斜刺 1 寸，快速捻转 1 分钟，使患者出现酸、麻、重、胀感，并嘱患者深呼吸 1 分钟，针刺时若能令针感向腋窝或胸部放射，疗效更好。留针 20~30 分钟，每 5 分钟行针 1 次。

【解析】

（1）内关穴为手厥阴心包经之络穴，从内关穴上行"系于心包，络心系"。内关穴又属八脉交会穴之一，通于阴维脉，与公孙穴在胃、心、胸交会。

（2）《四总穴歌》中有"胸膺内关谋"之句，内关可治疗整个胸部病证。且心包络与胃脏腑别通，故内关治疗胃病甚效。如此内关则从胸到胃皆能治疗。

2. 公孙

【位置】在足内侧缘，当第 1 跖骨基底的前下方。（附图 10）

【针法】正坐或仰卧取穴，针尖向脚掌心进针 5~8 分，捻转 1 分钟，同时嘱患者深呼吸，对于久病者可留针稍久，留针期间每 10 分钟捻针 1 分钟，并嘱患者深呼吸 0.5~1 分钟。

【解析】

（1）公孙穴为脾经络穴，脾经胃经相表里，故公孙是治疗胃病之要穴。又因为面部及前头属于阳明经，刺一络可治两经病，所以针公孙治疗眉骨、鼻骨及前头痛有效。

（2）公孙亦为八脉交会穴之一，通于冲脉，"冲为血海"，与内关在胃、心、胸交会。公孙穴为治疗腹痛之效穴。

（二）对针理论及发挥

此为双络穴及八脉交会穴组成的特效对针。内关可治疗胃、心、胸病证，治疗膝痛甚效；公孙为治疗胃病要穴，也能治疗眉骨、鼻骨、前头痛，还能治疗腹痛。两穴合用就可治疗眉骨、鼻骨、前头、心、胸、胃、腹、膝盖等处病证。可以说前身之病变皆能治疗且甚效。

三间　　陷谷

（一）穴位解析

1. 三间

【位置】微握拳，在手食指本节（第 2 掌指关节）后，桡侧凹陷处。（附图 2）

【针法】握拳取穴，直刺，从桡侧向尺侧刺入，针 5 分，贴骨进针效果更佳。针刺得气后，令患者稍微左右前后活动身体，可立觉身体轻松。一般留针 30 分钟，每隔 10 分钟捻针 1 次，捻针时仍嘱患者稍微左右前后活动身体 0.5~1 分钟。

【解析】

（1）三间是手阳明大肠经的输穴，输主体重节痛，本穴为治痛证最常用的穴位之一。

（2）三间能治疗目病，也善治前头痛、面部痛、坐骨神经痛。

（3）据《灵枢·经脉》："大肠手阳明之脉，起于大指次指之端……从缺盆上颈贯颊，入下齿中，还出挟口，交人中，左之右，右之左，上挟鼻孔。"人身前面为阳明经循行之处，本穴对于前身病变（阳明部位）皆能治之。

2. 陷谷

【位置】在足背，当第 2、第 3 跖骨结合部前方凹陷处。（附图 9）

【针法】针尖向足心斜刺或直刺都可，针刺深度 1 寸。若一侧痛，则针对侧（即健侧），若双侧痛，则双侧陷谷均针。针入得气后，令患者稍微左右前后活动身体，可立觉身体轻松。一般留针 30 分钟，每隔 10 分钟捻针 1 次，捻针时仍嘱患者稍微左右前后活动身体 0.5~1 分钟。

【解析】

（1）本穴能治疗腹泻、腹胀、眼肌下垂、鼻炎、鼻塞。临床上常用本穴治疗太阳穴附近偏头痛，效果较好。

（2）本穴为胃经之输（木）穴，输主体重节痛，本穴是治痛证要穴。

（3）《灵枢·经脉》："胃足阳明之脉，起于鼻之交頞中，旁纳太阳之脉，下循鼻外，上入齿中，还出挟口，环唇，下交承浆，却循颐后下廉，出大迎……循喉咙，入缺盆，下膈，属胃络脾。其直者，从缺盆，下乳内廉，下挟脐，入气街中。

其支者，起于胃口，下循腹里，下至气街中而合，以下髀关，抵伏兔，下膝膑中，下循胫外廉，下足跗，入中趾内间。其支者，下膝三寸而别，下入中趾外间。其支者，别跗上，入大趾间，出其端。"可见前身自头面至胸腹至大小腿之前侧皆为胃经循行所过之处。

（二）对针理论及发挥

此为手足同名经相通及"输主体重节痛"组成的对针，主要治疗前身经络之病变。

手足同名经相对应的部位在全息学说上都处于相对应的位置，因此有同质的作用。手足同名经互相配对，一走上一走下，有上下交济的作用。三间配陷谷，一为手阳明经输穴，一为足阳明经输穴，输穴最常用于治疗痛证，两穴合用可治疗人身前面大部位痛证，称为"前身二针"。

二、侧身二针

中渚　　足临泣

（一）穴位解析

1.中渚

【位置】在手背部，当环指本节（掌指关节）的后方，第4、第5掌骨间凹陷处。（附图23）

【针法】握拳取穴。直刺，从背侧面向掌侧面刺入，深度针3~5分。

【解析】

（1）中渚是手少阳三焦经的输穴。根据"经脉所过，主治所及"，中渚穴可治疗目、耳、喉、头以及三焦经循行所过之处的疾病。

（2）根据"荥输治外经"原则，中渚可治疗风寒外邪侵袭少阳经所致的三焦经及少阳经循行部位的痛证。

（3）中渚为三焦经上的输穴属木，因本穴属木应肝筋，故能疏通气血、舒筋活络，从而达到通则不痛之目的。

2.足临泣

【位置】在足背外侧，当第4、第5趾间，趾蹼缘后方赤白肉际处。（附图30）

【针法】健侧取穴。针入0.8~1寸，留针30分钟，每隔10分钟捻针1次。

【解析】

（1）本穴为少阳经（胆经）之输穴，胆经循行于人身侧面。《灵枢·经脉》："胆足少阳之脉，起于目锐眦，上抵头角，下耳后，循颈行手少阳之前，至肩上，却交出手少阳之后，入缺盆。其支者，从耳后入耳中，出走耳前，至目锐眦后。其支者，别锐眦下大迎，合手少阳抵于𫘝下，加颊车下颈，合缺盆以下胸中，贯膈，络肝属胆，循胁里，出气街，绕毛际，横入髀厌中，其直者，从缺盆下腋，循胸，过季胁，下合髀厌中，以下循髀阳，出膝外廉，下外辅骨之前，直下抵绝骨之端，下出外踝之前，循足跗上，入小趾次趾之间。"所以针刺足临泣治人身侧面疼痛甚效。

（2）输穴止痛效果甚好，本穴又为木经土穴，治疗与胃有关、木土不和（肝脾不和）、情绪及压力所致之痛证，尤其有效。

（3）本穴为八脉交会穴之一，通于带脉，能疏通经络，为治疗血管性及神经性疼痛的常用穴。与外关会于目外眦、颊、颈、耳后、肩。本穴治疗范围甚广。

（二）对针理论及发挥

此为手足同名经相通及"输主体重节痛"组成的对穴。同名经不但脉气相通，且在气化上也有相同性质。如《素问·阴阳离合论篇》中说："……三阳之离合也，太阳为开，阳明为阖，少阳为枢……三阴之离合也，太阴为开，厥阴为阖，少阴为枢。"其中三阳三阴并没有手足之分。《伤寒论》中的六经病也是手足经同论，因此同名经穴可以相互治疗彼此之疾病。人身侧面大面积疼痛，可用手少阳输穴中渚配足少阳输穴足临泣，一针在上，一针在下，有上下交济的作用，称为"侧身二针A"。

笔者按：在足小趾四趾缝后有一大横筋，筋上两骨间是足临泣，筋下是地五会。

支沟　　阳陵泉

（一）穴位解析

1. 支沟

【位置】在前臂背侧，当阳池与肘尖的连线上，腕背横纹上3寸，尺骨与桡骨之间。（附图24）

【针法】取健侧穴位。用毫针直刺1.5~2寸，得气后施以提插捻转手法，强刺激，留针30分钟，每5~10分钟运针1次。

【解析】

（1）支沟为三焦经腧穴，由于三焦经循行于肋间与季肋，所以说支沟治疗胁肋疼痛特效，治疗落枕、急性腰扭伤亦甚效。

（2）支沟乃三焦经的经穴，故可疏通经气、开窍、开郁散滞、活络散瘀，对于气机运行失常，肝气郁结所致的三焦经经络病变疗效甚佳。

2. 阳陵泉

【位置】在小腿外侧，当腓骨头前下方凹陷处。（附图 29）

【针法】针患侧，用毫针直刺 1.5~2 寸，得气后施以泻法（或强捻针），同时嘱患者左右扭动身体 1 分钟，留针半小时，每 10 分钟捻针 1 次，仍嘱患者左右扭动身体 1 分钟。

【解析】

（1）本穴为筋之总会，所以筋病皆能治之，对于运动系统障碍导致的病变皆有疗效，为治疗半身不遂之要穴。

（2）《灵枢·九针十二原》说："疾高而外者，取之阳之陵泉。"因此对于偏头痛、三叉神经痛、上肢神经痛患者针刺本穴疗效甚佳。对于颈肩各病亦可从远处泻络治之，所谓上病下取，疗效颇佳。

（3）本穴为治疗膝部病变之主穴，常配阴陵泉、足三里治疗。

（4）阳陵泉为胆经合穴，由于"经络所过，主治所及"，本穴自古以来就是治疗肩痛、肋痛、髋痛、膝痛的效穴。"合主逆气而泻"，阴陵泉可调理脏腑，调节少阳经气，治疗少阳经循行所过之处的痛证甚效。

（二）对针理论及发挥

此为手足同名经相通及特效穴组成的对针。笔者治疗侧身疼痛，基本上以手足少阳经穴为主，常取足少阳胆经或手少阳三焦经之穴位。阳陵泉与支沟均为治疗侧身痛之要穴，两穴合用称为"侧身二针 B"。

三、后身二针

后溪　　束骨

（一）穴位解析

1. 后溪

【位置】在手掌尺侧，微握拳，小指本节（第 5 掌指关节）后的远侧掌横纹头赤白肉际。（附图 12）

【针法】直刺，握拳，从外侧向内侧进针，针 0.5~1 寸。得气后嘱患者每隔数分钟前后活动身体，以引针气，针下后可立止疼痛，留针 30 分钟，每间隔 10 分钟捻针 1 次，捻针时前后活动身体。

【解析】

（1）后溪为手太阳小肠经之输穴，小肠经穿过颈后两侧，经过后头两旁，并出肩解，绕肩胛，循行经过肩，环绕肩胛骨周围，而手太阳经与足太阳经同名经相通，因此针刺本穴可以治疗整个背部疼痛。

（2）本穴为八脉交会穴之一，通于督脉，督脉贯脊，入络脑，还出别下项，夹脊抵腰中，任何"督脉为病，脊强反折"的问题都可以用后溪穴治疗，包括颈部、背部、腰部、腿部病证。

（3）后溪穴五行属木，具有舒筋活络之功效，针刺后溪能疏通督脉与小肠经的气机，缓解筋脉拘挛强急，故在临床可治疗后头、颈部、腰背、后腿疼痛。

2. 束骨

【位置】在足外侧，足小趾本节（第 5 跖趾关节）的后方，赤白肉际处。（附图 17）

【针法】直刺 1 寸，针入后嘱患者每隔几分钟前后活动身体，以引针气，留针 30 分钟，每隔 10 分钟捻针 1 次，捻针时前后活动身体。

【解析】

（1）束骨是足太阳膀胱经的输穴，输主体重节痛，故束骨穴善治本经所过之处的疼痛及屈伸不利的病证。

（2）由于膀胱经循行经过后头及颈部，夹着脊柱，经别入脊柱，故本穴能治疗颈、腰部病证。《灵枢·杂病》篇说："项强不能俯仰者取足太阳。"临床应用本穴治疗项强不能前后运动者，确有卓效。

（3）足太阳膀胱经循行所至，主治所及，故本穴对膀胱经所过处之疼痛均有疗效。

（4）此穴为膀胱经（水）上的木穴，补水润木之作用强，可治疗多种疾病。

（二）对针理论及发挥

此为手足同名经相通及特效穴组成的对穴。手足同名经穴共同配对，能加强治疗效果。笔者常以束骨配后溪治头项强痛、背痛、腰腿痛、坐骨神经痛，效果甚好，称为"后身二针"。

四、腹二针

内关　　足三里

（一）穴位解析

1. 内关

【位置】在前臂掌侧，当曲泽与大陵的连线上，腕横纹上 2 寸，掌长肌腱与桡

侧腕屈肌腱之间。（附图 22）

【针法】仰掌取穴，用 1.5 寸毫针直刺 1 寸左右。强刺激，并嘱患者深呼吸，同时揉摩腹部，留针 30 分钟，每 5 分钟运针 1 次，运针时反复行强刺激提插手法，并轻揉腹部，仍嘱患者深呼吸。

【解析】

（1）内关穴为心包经络穴，具有宁心安神、解郁宽胸、舒畅气机、疏肝理脾、和胃理气、降逆止呕、活血通络等作用，可治疗心血管病变、消化系统病变、精神病等，疗效颇佳。

（2）心包经别走手少阳三焦经，从胸至腹依次联络三焦，故本穴能治疗中下焦病变，临床试验表明，针刺内关穴能显著提高机体的痛阈和温觉阈，达到温经止痛的效果，有较好的镇静止痛作用。临床上常用本穴治疗胸痛、胁痛、心痛、胃痛、腹痛、上肢疼痛、扁桃体炎、咽喉炎、头痛、牙痛等，都有显著的止痛效果。

（3）本穴深刺透达三焦经之外关，疗效更好，盖外关为三焦之络穴，外关历来常被用作配穴，能治疗腹部病变。杨继洲说："三焦乃阳气之父，包络乃阴血之母。"内关透外关可气血阴阳同调，疗效较单独针刺内关更好。

2. 足三里

【位置】在小腿前外侧，当犊鼻下 3 寸，距胫骨前缘一横指（中指）。（附图 53）

【针法】取双侧穴位，用毫针直刺 1.5~2 寸，得气后施以提插捻转强刺激手法，使患者出现酸、麻、重、胀感觉，留针 30 分钟，每 5 分钟捻针 1 次，每日或隔日针刺 1 次。

【解析】

（1）足三里为足阳明胃经的合穴，合穴主治脏腑之病，胃经与脾经相表里，针刺足三里可疏通胃经，调节胃脾功能。足阳明胃经气血充盈，针刺本穴可行气活血。《四总穴歌》中说："肚腹三里留。"所谓"肚腹"指胃肠、脾、肝、胆等脏腑。

（2）足三里是增强人体免疫功能的重要穴位，为全身强壮要穴之一。

（3）足阳明胃经循行自头至足，经过头面、颈、胸、心、肺、肝、胃、肠、下肢等部位，故足三里能治疗足阳明胃经循行部位的疾病，如头痛、眼花、耳鸣、面瘫、颞颌关节紊乱症、牙痛、喉痹、乳痛、半身不遂、髋骨痛、下肢风湿病、痿痹、膝肿膝痛、脚痛、咳嗽、气喘痰喘、心悸、失眠等病证。

（二）对针理论及发挥

此为脏腑别通及经络循行组成的对针。心包络与胃脏腑别通，故针刺内关能治疗消化系统病变，若深刺透达三焦经之络穴外关，则调理气血的作用更佳。足三里为足阳明胃经的合穴，善于调理胃脾功能。胃经与大肠经相表里，本穴亦善治腹部病变。两穴合用，主治病证很多，治疗腹部病变尤效。

五、下腹二针

公孙　　三阴交

（一）穴位解析

1. 公孙

【位置】在足内侧缘，当第 1 跖骨基底的前下方。（附图 10）

【针法】正坐或仰卧取穴，针尖向脚掌心进针 1 寸，行提插手法，嘱患者深呼吸，同时揉摩腹部，留针 30 分钟，每 5 分钟运针 1 次，仍行提插手法，嘱患者深呼吸并轻揉腹部。

【解析】

（1）公孙穴为足太阴脾经的络穴，别走足阳明胃经，脾经胃经相表里，刺一络可治两经病，本穴是治疗脾胃病之要穴，也可以治疗腹部病证。

（2）据笔者研究针刺公孙穴可鉴别下腹痛是功能性还是器质性：如果针后痛止，则为功能性病变；若出针后不久疼痛复起，多为器质性病变。

2. 三阴交

【位置】在小腿内侧，当足内踝尖上 3 寸，胫骨内侧缘后方。（附图 55）

【针法】用毫针直刺 1.5 寸，用提插捻转手法行泻法，留针 30 分钟，每 5 分钟运针 1 次，运针时嘱患者按摩小腹或提肛，以引针气。

【解析】三阴交为足太阴脾经穴，治疗脾经之病证疗效甚佳。亦为脾、肝、肾三条阴经的交会穴，脾主气，肝主血，肾主生殖、发育和二阴，故针刺本穴能疏肝祛风、健脾益气、补肾祛寒。本穴是治疗消化系统病证和泌尿生殖系统病证的常用要穴。针刺本穴有行气活血、通经化瘀、调整机体之效，本穴尤善调阴血，可使气血下行。

（二）对针理论及发挥

此为经络配伍之特效对针。公孙为足太阴脾经的络穴，别走足阳明胃经，脾经胃经相表里，公孙为治疗脾胃病之要穴。三阴交是治疗消化系统病证和泌尿生殖系统病证之要穴。下腹部病变常为消化系统病证和泌尿生殖系统病证。公孙配三阴交是治疗下腹部病证的特效对针，称为"下腹二针"。

六、提神二针

鼻翼穴　　三叉三穴

（一）穴位解析

1. 鼻翼穴（董氏奇穴）

【位置】当鼻翼上端之沟陷中。（附图 60）

【针法】针刺深度 2 分。针入后嘱患者每几分钟活动眼部提神，留针 30 分钟，每隔 10 分钟捻针 1 次，捻针时活动眼部提神。

【解析】

（1）疲劳嗜睡者多为阳虚，本穴位于督脉循行线路上，在手足阳明经之间，能调节气血，具有很好的温阳作用。

（2）诸阳经皆上行于头面部，鼻子在面部最为突出，为面部最高点，为阳中之阳，温阳理气作用甚强，治疲劳甚效。

（3）从面部太极全息观之，鼻对应脾胃处，故鼻翼穴可理气、健脾，可治疗脾虚湿盛导致的困乏症状，本穴有消除疲劳之效。

（4）鼻翼穴与肺、脾、肾相应，故能调气以治疗气虚、气滞之证。由于脾主四肢，肾为作强之官，因此本穴还可以补肾、提神。

2. 三叉三穴（董氏奇穴）

【位置】在手背，第 4、第 5 指指缝（歧骨）间陷中为液门穴，旁边筋下骨旁为三叉三穴。（附图 61）

【针法】握拳取穴，避开可见浅静脉，沿筋下贴骨间隙进针 1~1.5 寸，局部可有酸、麻、重胀感，稍微活动眼部提神，留针 30 分钟，每 5~10 分钟捻针 1 次，捻针时活动眼部提神。

【解析】

（1）根据太极对应，三叉三穴与五官的水平位置相对应，所以说三叉三是治疗五官疾病的重要穴位。

（2）本穴在掌八卦位于坤卦位置，坤主脾，故本穴能补脾益气祛湿，可以治疗脾虚有湿导致的疲劳和嗜睡。

（3）本穴位于手背第 4 指与第 5 指间，但尤贴近第 4 指间。从骨下筋旁进针，即贴筋贴骨进针，故能肝肾并治。

（4）本穴若透过中白（中渚）、下白穴等穴，能健脾益气。三叉三位于三焦经，透过三焦与肾通，故能补肾。

（5）本穴脾、肝、肾皆治，又能增加免疫功能，主治眼皮下垂、眼皮沉重、嗜睡等，是提神和治疗疲劳的效穴。

（二）对针理论及发挥

这是健脾与温阳穴位组成的特效对针。疲乏嗜睡，困倦无力，大多因阳气不足或脾虚湿盛所致。针刺鼻翼可迅速振奋阳气，针刺三叉三穴可脾肾双补，兼升提肺气，两穴配伍不仅能缓解疲劳，还能迅速提神醒脑，称为"嗜睡二针"，又称"倦二针"。

七、疑难杂症二针

四花中穴　　四花外穴

（一）穴位解析

1.四花中穴（董氏奇穴）

【位置】四花上穴直下 4.5 寸。四花上穴当外膝眼下方 3 寸，在胫骨前肌与趾长伸肌起始部之间。（附图 54）

【针法】三棱针点刺出血，但宜离胫骨稍远（5 分左右）。

【解析】

（1）本穴为胃经腧穴，在上巨虚（大肠经下合穴）与下巨虚（小肠经下合穴）之间，又在小腿之中点，不论穴性还是穴位，皆在中央，调理肠胃作用较强。三棱针点刺四花中穴能治疗肠胃病，如急性胃痛、急性胃肠炎、慢性胃病等。

（2）本穴在小腿上，调理脾胃作用甚强，能令母实，亦能生金，还可治疗肺病。胃与心包络通，故本穴治疗心脏病甚效。三棱针点刺四花中能治疗胸痛、心肌炎、心脏血管硬化、心脏停搏、哮喘、肺积水、肺结核、肺瘤、肺气肿等病。

（3）毫针刺本穴可治疗肩胛痛、肘弯痛、食指痛、眼球痛等。

2.四花外穴（董氏奇穴）

【位置】在四花中穴向外横开 1.5 寸。（附图 54）

【针法】用三棱针点刺出血。

【解析】

（1）四花外穴距四花中穴 1.5 寸。约当丰隆穴旁，功同丰隆穴，本穴为胃经络穴。因"痰会丰隆"，故本穴亦能清降痰浊。痰为水液消化障碍导致的病理产物，为致病的重要因素，针刺本穴可调理脾胃气机，使气行津布，中土得运则痰湿自化。凡与痰有关的病证，如呕吐、咳嗽、哮喘、纳呆、肿块、麻木、半身不遂、头痛、头晕、心悸、神昏、癫狂、喉痹、喉喑等，刺本穴皆有效果，刺血治疗效果更佳。

（2）中医学理论认为"久病必有瘀、难病必有瘀、怪病必有瘀"，又认为"久病必有痰、难病必有痰、怪病必有痰"。本穴接近丰隆穴，故针刺本穴能化痰。以三棱针在本穴处点刺出血，既能活血，又能痰瘀并治，专治各种疑难杂病，与四花中穴并用疗效甚佳。

（3）本穴对于侧身各种病变皆有特效。如上述之偏头痛、耳痛、慢性鼻炎、肩臂痛、胸痛、胁肋痛、胸膜痛、坐骨神经痛、足跗痛等。此外在本穴附近点刺出血对高血压、急性胃肠炎、哮喘等有均效果。

（4）刺血时不必拘于固定穴位，在四花外穴周围上下 2 寸内之暗影或青筋处点刺出血即可见效。

（二）对针理论及发挥

此为治痰及活血效穴配伍组成的对穴。中医学认为"久病必有瘀，怪病必有痰"，逢久治不愈之疑难杂病，常因痰瘀交织，四花中穴、四花外穴并用刺血，是痰瘀并治之法，两穴配合常能收到意外之效。

尺泽　　委中

（一）穴位解析

1. 尺泽

【位置】在肘横纹上，肱二头肌腱桡侧凹陷处。（附图 1）

【针法】手臂平伸，手掌向上，前臂略向上使肘屈，从肘窝横纹之外侧，试以大指按穴处，前臂稍屈时即有大筋凸起，筋外侧有大静脉一条，在静脉外侧凹陷处取穴。直刺，从掌侧面向背侧面刺入，深度 3~5 分，于周边青筋或暗影处点刺出血效果更佳。

【解析】尺泽为手太阴肺经之合水穴，主治病证很多。

（1）刺血方面

①哮嗽气喘：本穴为肺经合穴，"合主逆气而泄"，因此本穴对于气逆所致诸证皆有疗效，治咳喘效果较好，配鱼际穴治疗喘证，疗效更佳。

②胸闷、胸痛、冠心病：在尺泽点刺出血，能疏导上焦血郁，还能清热。

③急性扁桃体炎、咽喉炎：本穴为肺经水穴，又为肺经子穴，故能泻肺热和肺火，是治疗咽喉炎及扁桃体炎的特效穴。

④鼻衄：鼻衄为血热妄行之证。本穴除能清热外，由于属性水，亦能滋阴，因此对鼻衄有治疗效果。配大肠经之巨骨或肺经之孔最穴，效果更佳。

⑤本穴刺血，还能治疗狂躁型精神病和高血压。

⑥急性胃炎、急性胃肠炎：在本穴附近静脉点刺出血，治疗急性胃炎、急性胃肠炎有立竿见影之效，往往刺血后腹痛、恶心立止。

⑦肩、臂、手腕痛：在本穴附近静脉点刺出血，对于肩痛、臂痛、手腕痛，尤其是久治不愈之陈年顽疾，甚有疗效。

（2）毫针方面

本穴为合穴，五行属水，金生水，为肺经子穴，"实则泻其子"，凡肺经实证，如喘息气粗、胸满、仰息、干呕、胸胁肩背痛，均可泻之。

①尿意频数、风火牙痛、肾虚牙痛：本穴为肺经水穴，透过五输穴交应理论，能治疗肺气不足之肾病，又因金水同源，本穴又与肾水同一五行属性，因此能治疗尿意频数、咳喘等病。本穴五行属水，故能滋阴，治疗牙痛甚效。

②半身不遂、惊风：手三阴之经筋都结于肘窝，此外，肝经一条支脉从肝脏横过隔膜，注于肺，肝主筋，故肝与半身不遂关系密切，所以尺泽又可治疗半身不遂及惊风病。本穴可泻肺使金不克木，木不受克，则筋紧可松，挛急可舒。

③肩关节周围炎：就五行关系而言，肺实则金克木，肝木受克则痉挛拘急，泻本穴可以舒筋活络，可治疗肘部拘急及腿腹筋紧。针刺本穴治疗肩关节周围炎采取呼吸补泻法，不论病情如何，皆有疗效，轻者往往针1次即愈，笔者在讲课时示范皆有疗效。

④肱骨外上髁炎：本穴透痛点，能治疗肱骨外上髁炎。

⑤膝关节痛、膝不能下蹲：基于肘膝对应以及"以筋治筋"理论，本穴治疗膝关节痛及膝不能下蹲颇有疗效。针刺后有适当针感时，边捻针边让患者活动膝关节。

2. 委中

【位置】在腘横纹中点，当股二头肌腱与半腱肌肌腱的中间。（附图52）

【针法】用三棱针点刺患侧，如两侧锁口疗即刺两侧，使血自流或挤出血。

【解析】

（1）委中为足太阳膀胱经之合穴，足太阳膀胱经从头至足，膀胱经直行经脉夹行脊柱两侧，直达腰部，沿脊内深入内腔联络肾脏入膀胱，复从腰部分出，夹脊柱穿过臀部直下腘窝中。另一支经过肩胛夹脊柱下行过髀枢部，沿大腿外侧后缘下行，与前支汇合于委中穴。委中穴位于两条支脉的交合处，有疏调经气、强腰健膝的作用。故根据"经脉所过，主治所及"的循经取穴规律，本穴刺血能治疗膀胱经所行之处的病证，如后头、颈部、背部、腰臀、后腿、脚踝、脚跟等处。毫针直刺或点刺出血皆可。

（2）古医书中有"腰背委中求"一句，是指凡腰背部病证皆可取委中治疗，委中是治疗腰背痛的主穴。对于急性腰扭伤所致的腰痛，刺委中浮络甚效。

（3）委中穴是膀胱经之合穴，是四总穴之一。委中穴，又名郄中，足太阳经为少气多血之经，本穴是刺血较为理想的穴位，具有舒筋通络、散瘀活血定痛、清热解毒等作用，点刺出血，既能泄血分之热邪，清热利湿除风疹，又能疏泄阳邪火毒，除血分积热，解毒祛瘀。杨继洲用本穴治疗丹毒、痈疽甚效。《医宗金鉴》中指出本穴可治疗流注。

（4）委中穴刺络出血可疏通太阳经气，泄脏腑里热，可治疗伤暑、霍乱、吐泻。

（5）此外，临床上针刺委中还可以治疗下肢痿弱、偏枯、酸楚、肿痛以及小腿拘急痉挛等病证。

（6）本穴能舒筋活血蠲痹痛。笔者常以委中刺血治坐骨神经痛、腰痛、项强、下肢风湿痛、痔疮等。

（二）对针理论及发挥

此为两个合穴上下阴阳相配组成的对穴。尺泽刺血可治疗咳嗽、气喘、胸闷、胸痛、心脏病变、急性扁桃体炎、咽喉肿痛、鼻衄、肺结核、咯血、狂躁型精神病、高血压、急性胃炎、急性胃肠炎、肩臂疼痛、手腕疼痛等。针刺尺泽能治疗尿意频数、风火牙痛、肾虚牙痛、半身不遂、肩关节周围炎、肱骨外上髁炎、膝关节痛等，治疗范围遍及肺、心、胃、肾脏。委中能治疗膀胱经所行之处的病证，包括后头、颈部、背部、腰臀、后腿、脚踝、脚跟等都有效。毫针直刺和三棱针点刺出血皆有疗效。

笔者按：《灵枢·顺气一日分为四时》中说："经满而血者病在胃，及以饮食不节得病者，取之于合，故命曰味主合，是谓五变也。"《灵枢·四时气》中说："病在腑取之合。"两穴皆为合穴，皆适合点刺放血，古人用合穴刺血治疗多种病证。尺泽为阴开，委中为阳开。许多杂病皆为阴阳不调之寒热错杂证，如霍乱吐泻（寒热错杂）等。尺泽及委中刺血之血量应视病情而定，一般为1~5ml，血色浓黑者以转红为度。对于体质素虚、久病体衰、孕妇、贫血、虚脱、失血、易于出血的患者应慎用。

八、解毒二针

分枝上穴　　分枝下穴

（一）穴位解析

1. 分枝上穴（董氏奇穴）

【位置】在肩峰突起后侧直下腋缝中，当肩胛关节下 1 寸处是穴。（附图 34）

【针法】针刺深度 1~1.5 寸。

【解析】本穴穴名分枝，"分"与内分泌有关，董师认为本穴能治疗药物中毒（轻则可治，重则难医）、蛇毒、蝎毒、蜈蚣毒、狐臭、口臭、糖尿病、疯狗咬伤、小便痛、血淋、淋病、食物中毒、全身发痒、煤气中毒、放射中毒等。笔者认为本穴还可治疗小儿特应性皮炎以及化疗、放疗后遗症。

2. 分枝下穴（董氏奇穴）

【位置】当分枝上穴直下 1.5 寸再向内横开 5 分处是穴。（附图 34）

【针法】针刺深度 0.5~1 寸。

【解析】分枝下穴当肩贞穴旁，为小肠脉气所发，董师认为本穴有泌别清浊、利尿利湿之作用，还有疏利三焦，调整内分泌，增强免疫功能的作用。本穴作为解毒要穴，治疗食物中毒、药物中毒以及各种毒虫咬伤都有特殊作用。治疗病毒感染性疾病亦有作用，还可以治疗癌症放疗及化疗后遗症。本穴在上臂下侧肌肉丰厚处，太极全息对应犹如关元穴，两穴作用亦有相近之处。本穴通常为分枝上穴之配针。

（二）对针理论及发挥

此为两个解毒效穴组成的特效对针。分枝下穴当肩贞穴旁，为小肠脉气所发，有泌别清浊、利尿利湿之作用，还有疏利三焦，调整内分泌，增强免疫功能的作用。两穴并用，治疗食物中毒、药物中毒及各种毒虫咬伤有特殊作用。

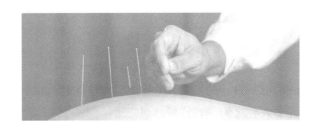

临床应用篇

第八章　内科病证

第一节　肺系病证

一、感冒

三叉三穴和鱼际穴都是笔者数十年来治疗感冒的特效一针，也是退热作用显著的有效针。两穴合用就是笔者组成的感冒特效对针，治疗感冒见效快且疗效好，许多人称之为"感冒杨二针"。

鱼际　　三叉三穴

（一）穴位解析

1.鱼际

【位置】在手掌拇指本节（第1掌指关节）后凹陷处，约当第1掌骨中点桡侧，赤白肉际处。（附图1）

【针法】每次只取一侧下针，每日1次或每次发作时针1次，可左右交替使用。针刺时针尖向掌心斜刺，深0.5~1寸。得气（出现针感）后留针20~30分钟。

【解析】

（1）"荥输治外经"，本穴为肺经荥穴，能疏通肺经经气，调理肺气，起到解表宣肺的作用。尤善治外感病（外感与肺关系密切），如感冒、气管炎、肺炎、急性扁桃体炎、喉痛等。

（2）本穴为肺经荥火穴，"荥主身热"，本穴属火，其双向调节作用可清火热治肺热，亦可温阳祛寒治肺寒。

（3）肺主表，火应心，心主汗，针刺本穴能止汗，也能发汗，这就等同于麻黄汤、大青龙汤、麻杏石甘汤，也有桂枝汤之意，本穴是治疗感冒的要穴。

2.三叉三穴（董氏奇穴）

【位置】握拳，在手背第4、第5指缝接合处偏于第4指骨下筋旁。（附图61）

【针法】握拳取穴，避开可见浅静脉，用毫针沿掌骨间隙贴皮下刺入1寸左右，捻转数次。

【解析】

（1）本穴紧邻液门穴，液门为津液出入之门，刺本穴能促使液出（即发汗），通过调整汗液可治疗外感病。

（2）荥穴不属于水就属于火，善治寒热之病，感冒即寒热之病。本穴功同液门穴，液门穴属三焦经荥穴，针刺本穴能增强免疫功能。针刺本穴当贴皮近针，以皮应肺疗效更速。

（3）外感邪气最易侵袭五官，症见鼻塞、流涕、喉痛等，本穴为治疗五官病之要穴，故能治疗感冒。

（4）荥穴的位置在井穴之后，主治次急之症，如感冒。本穴善治外感病，进针可透过三焦经之输穴中渚，"荥输主外经"，治疗外感病如感冒、发热等确实有效。

（5）少阳经输穴中渚为少阳三焦经穴，等同于小柴胡汤。三叉三穴为治疗表证要穴，进针透过中渚，即等同于柴胡桂枝汤，两穴配伍为治疗外感病之特效对针。

（二）对针理论及发挥

这是"针方对应"与"五输穴"配合发挥作用的一组特效对穴。笔者临床治疗感冒、发热效果极为突出。三叉三穴与鱼际穴都是笔者数十年来治疗感冒的特效一针，也是退热的有效针，两穴配对治疗感冒极为特效。学生、办公室人员感冒，多见柴胡桂枝汤证。餐风饮露者感冒多为麻黄汤体质。少阴阳虚体质者感冒（老年人居多）多为麻附细辛汤体质。三叉三穴（液门穴）透中渚穴，针方对应等同于柴胡桂枝汤。鱼际穴，针方对应等于同麻黄汤、大青龙汤、麻杏石甘汤。鱼际穴、三叉三穴两穴配对，有双向调节作用，针方对应等同于柴胡桂枝汤、麻黄汤、大青龙汤、麻杏石甘汤等，威力甚大。三叉三穴深针可透手少阴经之少府穴，少府为手少阴心经之火穴，温阳作用甚强，配鱼际穴等同于麻附细辛汤之作用。

（三）典型案例

例1：王某，女，90岁，中午发热，头身热甚烫手，喉咙疼痛，请笔者出诊。笔者下午两点钟开始针刺左手鱼际穴、右手三叉三穴，留针30分钟，针刺时当即不喉痛，起针后已觉热退，颇为舒适，当天能自行做晚饭。

笔者按：鱼际穴配液门穴是治喉痛的特效对穴，《百症赋》中说："喉痛兮，液门、鱼际去疗。"

例2：黄某，男，64岁，感冒两天，症见喉痛，轻微发热，疲倦。针刺左手鱼际穴、右手三叉三穴，留针30分钟，针刺时当即不喉痛，热退。自觉感冒已好，亦有精神。

笔者按：三叉三穴是治疗疲倦的特效一针，三叉三穴在手掌坤卦部位，故能健脾。且三叉三穴深针可透达少府穴，少府穴为心经火穴，即火经火穴，针刺三叉三穴强心作用甚强。"少阴之为病，脉微细但欲寐也"，三叉三穴深针透少府穴，针方对应等同于麻黄附子细辛汤，也是提神和治疗疲倦的特效对穴。治疗肾虚体质感冒者尤为特效。

例3：吴某，女，21岁，就读于某大学，圣诞节期间返回洛杉矶度假，因感冒发热于下午前来就诊。笔者针刺三叉三穴与鱼际穴，一手一针。起针时未见好转，遂予柴胡桂枝汤加石膏汤药2剂，嘱其回家煮服，并温覆发汗。次日早晨患者来诊所告知，昨日回家未服汤药就已退热痊愈。

笔者按：此患者为少数针刺完当场未愈而延后愈者。

二、发热

鱼际　　三叉三穴

（一）穴位解析

1. 鱼际

【位置】在手掌拇指本节（第1掌指关节）后凹陷处，约当第1掌骨中点桡侧，赤白肉际处。（附图1）

【针法】每次只取一侧下针，每日1次或每次发作时针1次，可左右交替使用。针刺时针尖向掌心斜刺，深0.5~1寸。得气（出现针感）后留针20~30分钟。

【解析】

（1）鱼际穴为肺经荥穴，"荥主身热""荥输主外经"，荥穴善治外感病及外感引发之病。

（2）荥主身热，荥穴善清肺经火热之证，针刺本穴对于风袭肺卫的发热患者有直接退肺热的作用。临床上常用本穴治疗热邪蕴于肺经导致的咽喉肿痛及急性扁桃体炎等病。

（3）本穴属火，可清火热治肺炎，亦可温阳祛寒治肺寒，有双向调节之功。

（4）鱼际穴为肺经荥火穴，肺主表，火应心，心主汗，有汗能止，无汗也能发，因此本穴善于退热。

2. 三叉三穴（董氏奇穴）

【位置】握拳，在手背第4、第5指缝接合处偏于第4指骨下筋旁。（附图61）

【针法】握拳取穴，避开可见浅静脉，用毫针沿掌骨间隙贴于皮下刺入1寸左右，捻转数次。

【解析】

（1）三叉三穴邻近三焦经的荥穴液门穴，有液门穴之作用，善治发热病证，因液门穴为荥穴，荥主身热，属水穴，故有退身热解表的作用。

（2）三叉三穴主治同液门穴。手少阳三焦经为枢，"三焦者，决渎之官，水道出焉"，液门穴为津液出入的门户，针液门穴可以发汗。《针灸甲乙经》载治"热病汗不出"，《备急千金方》提出液门穴治"热病先不乐，头痛面热无汗"等，说明本穴同液门穴一样都具有发汗解表、散风清热的作用。

（二）对针理论及发挥

这是两个"五输穴"五行配合发挥作用的一组特效对穴。笔者治疗发热常用三叉三穴配鱼际穴，这是笔者的经验。三叉三穴配鱼际穴，不但可以治疗感冒，还能治疗发热。三叉三穴与鱼际穴皆为荥穴，荥主身热，两穴配伍退热效果极佳，治疗肺炎也有很好的疗效。三叉三穴深针能透达心经荥穴少府穴，有双荥穴（液门加少府）之作用，能加强退热的作用。三叉三穴配鱼际穴，称为"退热二针"。

治疗发热的对针有两组：一组是三叉三穴配鱼际穴；一组是三叉三穴配大白穴。

三、咳嗽

水通穴　　尺泽

（一）穴位解析

1. 水通穴（董氏奇穴）

【位置】水通穴位于嘴角直下约5分处（水金穴位置则以水通穴为准，与嘴唇平行，内开约5分）。（附图59）

【针法】针刺本穴时从水金穴进针，采用斜角约15°皮下针方式向颧骨方向进针，一般可针至0.5寸。一般而言，患者在此二穴附近经常出现乌青，若就发青处针之，效果尤佳。

【解析】

（1）董氏奇穴水通穴位于面部太极全息倒象的支气管区，有补肾纳气，肃降肺气之功效，止咳平喘作用很好。

（2）本穴从皮下进针刺向两腮方向，在面部太极全息为透过支气管到肺，皮下针应肺可治肺病。

（3）以正象全息观之，水通穴处在下焦，卦象为坎卦，应肾属水，有补肾气的功能。

（4）水通为手足阳明经所过之处，手阳明大肠经与肺经相表里，足阳明经多气多血，能调理气血，足阳明经属土，故水通有土水金三性。肺金主肃降，肾水主受纳，胃土在中焦，共同完成呼吸功能。本穴理气、调节呼吸效果甚好，胜过其他十四经穴。

2. 尺泽

【位置】肘横纹上，屈肘横纹筋骨罅中，动脉应手。（附图1）

【针法】屈肘，取双侧穴位。直刺0.5~1寸，得气后施以提插捻转手法，强刺激。留针30分钟，留针期间每隔5分钟捻转行针1次，每日针刺1次。

【解析】

（1）本穴是肺经合穴，《难经》曰："合主逆气而泄。"故尺泽能治疗气喘、咳嗽等肺气逆病证。

（2）本穴是肺（金）经的水穴，金（肺）主肃降，水（肾）主受纳，尺泽有水金两性，针刺尺泽有金水相通的作用。

（二）对针理论及发挥

这是太极全息、易卦及五行配合发挥组成的一组特效对针。笔者在临床治疗咳嗽、气喘等病，常用本组对穴治疗。

笔者按：治疗咳嗽可以不论新病与久病，皆先针刺水通，水通配尺泽为"咳嗽二针"，也可以运用一日四时分刺法（详见笔者拙作《杨维杰针灸五输穴应用发挥》），不论新病与久病，均可以水通为主穴加一针作为对针，然后分刺肺经各穴。如在早晨，可针刺肺经荥穴鱼际；在中午，可针刺肺经输穴太渊；在傍晚，可针刺肺经合穴尺泽；在深夜，可针刺肺经井穴少商。通常新病咳嗽针一两次即获痊愈；久病咳嗽，仅针数次，即告痊愈，效果尤其显著。

四、气喘

鱼际　　水通穴

（一）穴位解析

1. 鱼际

【位置】在手掌拇指本节（第1掌指关节）后凹陷处，约当第1掌骨中点桡侧，赤白肉际处。（附图1）

【针法】每次只取一侧下针，每日1次或每次发作时针1次，可左右交替使用。针刺时针尖向掌心斜刺，深0.5~1寸。得气（出现针感）后留针20~30分钟。

【解析】

（1）鱼际穴为肺经荥穴，能疏通肺经经气，有解表宣肺、退热止咳喘的作用。本穴属火，鱼际穴可清火热治肺炎，亦可温阳祛寒治肺寒，有双向调节作用。本穴治肺炎、肺寒、咳嗽、气喘、支气管炎皆有效。

（2）本穴为肺经荥火穴，能强心（属火）定喘（属肺经），是治疗气喘的首选穴，功能止咳平喘。

（3）本穴为肺经荥穴，"荥输主外经""荥主身热"，故本穴善治外感病及外感引发的本经病。治疗气喘甚为有效，为治喘要穴。

（4）本穴在董氏奇穴中称为土水穴，位于艮（土）、坎（水）卦位上，又在肺经上属金性，土金水三性皆有，故肺、脾、肾皆可治，最善理气，还能调气，治咳嗽、气喘皆有疗效。

（5）土水者，胃中（心下）有水气，本穴针方对应等同于小青龙汤，《伤寒论》中"伤寒表不解，心下有水气，干呕发热而咳，或渴，或利，或噎，或小便不利，少腹满，或喘者，小青龙汤主之"。小青龙汤为治疗气喘常用效方。

（6）针刺鱼际穴有较好的即刻平喘效果，对哮喘急性期患者可缩短发作时间，缓解哮喘症状。40年来笔者运用鱼际穴治疗支气管哮喘效果较好，临床治疗哮喘患者时经常针刺数分钟后喘息就开始缓解，大多数患者反映针刺鱼际穴后胸部紧憋感当即减轻，通气逐渐畅快，于5分钟内哮喘明显缓解，20分钟内喘息和肺部哮鸣音基本平息。

2. 水通穴（董氏奇穴）

【位置】水通穴位于嘴角直下约5分处。（附图59）

【针法】针刺本穴时从水金穴进针，采取斜角约15°皮下针方式向颧骨方向进针，一般可针至0.5寸。据笔者观察，患者在此二穴附近皮肤经常出现乌青，若在此时针刺乌青处，效果较好。

【解析】

（1）水通位于下巴坎卦部位，属水。水通即本穴通于水（肾）之义，皮下进针以皮应肺治肺。

（2）董氏奇穴水金穴及水通穴位于面部太极全息倒象之支气管及肺所在之处，治疗咳嗽、哮喘效果很好。本穴补肾纳气、肃降肺气之功甚于十四经穴。

（3）从全息正象观之，本穴为下焦肾气所在，故针刺本穴能补气益肾。水金和水通，有金水相通之意，透刺两穴能补肺补肾，使肺降肾纳，共同完成呼吸功能。本穴理气、调节呼吸效果较好。

（4）本穴为手足阳明经所过之处，足阳明经多气多血，能调理气血。大肠经与肺经相表里，足阳明经（属土）能补土生金，本穴有土水金三性，理气作用较好，所以针刺本穴可以治疗肺之咳喘。

（二）对针理论及发挥

这是太极全息、易卦、针方对应及五行配合发挥组成的一组特效对针。笔者总结多年临床经验，发现"鱼际、水通"这组穴位，可作为治疗咳嗽与哮喘的特效对针。此两穴都有土金水之性，合用能宣肺定喘，顺气止咳。临床上遇到肾不纳气之虚咳，或肺经气逆、脾虚痰盛、肺经有热等所致的咳嗽，均可应用。笔者曾治疗一位大专联考前夜发作哮喘的考生，笔者针刺鱼际后5分钟哮喘即缓解，考生第2天顺利参加考试，多年来哮喘未再发作。另外在一架越洋飞机上治疗一位气喘急性发作者，笔者针刺鱼际与水通穴后不到10分钟即缓解。鱼际与水通合用，称之为"气喘二针"。此外鱼际与内关合用，也是治疗气喘的特效对针。

五、咯血

孔最　　鱼际

（一）穴位解析

1. 孔最

【位置】在前臂掌面桡侧，尺泽与太渊连线上，腕横纹上7寸。（附图1）

【针法】取双侧孔最穴，针8分深，针尖指向病所，以捻转泻法为主，得气后留针30分钟，间歇运针2次。

【解析】孔最是手太阴肺经郄穴，郄穴善治急证、血证，咯血病位在肺，针肺经郄穴孔最穴有效。《针灸资生经》中亦说："孔最疗唾血。"孔最能治疗支气管扩张引起的咯血。

2. 鱼际

【位置】第1掌指关节后凹陷处，约当第1掌骨中点桡侧，赤白肉际处。（附图1）

【针法】取双侧鱼际穴，针刺深度0.8~1寸，得气后留针30分钟，每5分钟运针1次。

【解析】鱼际穴为肺经荥穴，"荥主身热"，鱼际穴能宣肺清肺经火热。咯血多因肺热，所以鱼际能清热止咯血。《针灸甲乙经》中说："唾血，时寒时热，泻鱼际，补尺泽。"

（二）对针理论及发挥

这是荥穴配合郄穴组成的对针。单穴治疗咯血选肺经孔最、鱼际穴为多。孔最是肺经郄穴，能治疗急性出血疾患，鱼际是肺经荥穴，有宣肺清热之功，针刺两穴既能止血，又能激发经络之气、通经活络。两穴配合发挥协同作用，治疗支气管扩张引起的咯血甚效。孔最配鱼际称为"咯血二针"。

第二节　心脑系病证

一、高血压

曲池　　行间

（一）穴位解析

1. 曲池

【位置】屈肘（肘关节屈曲 90°），在肘横纹桡侧头稍外方凹陷处取穴，当尺泽穴与肱骨外上髁之间的中点处。（附图 4）

【针法】针刺时紧靠肘关节骨边缘处进针，针头朝向对侧少海穴，透针可达 1.5~2 寸深。

【解析】

（1）曲池为手阳明大肠经的合穴。血压高多为肝阳上亢或风热上扰，气血逆乱所致。针刺手阳明大肠经的合穴，能祛风平肝潜阳。

（2）阳明经多气多血，曲池有通经、调气血、清火之功效，针刺曲池穴能清阳明热、泻火，还能调和气血，平逆降压。

（3）《素问·刺法论篇》中说："木欲降……当刺手太阴之所出，刺手阳明之所入。"少商与曲池分别是手太阴井穴与手阳明合穴。临床上常针刺少商与曲池平肝阳、泻肝火，早在《黄帝内经》时期就已经针刺曲池治疗肝阳上亢之病，即今之高血压病。

（4）临床上，针刺曲池可以改善心脏和大脑的血液供应，明显降低舒张压和收缩压，是治疗高血压病的特效一针。通常治疗重度高血压病患者针刺曲池再用泻法可降低 20mmHg 的血压，因此针刺曲池可用于急救。

（5）从三才对应来看，上焦部诊治头部及心肺疾病，曲池正位于上焦顶点，对应头部，故可以治疗头部病变如眩晕等，确实有效。

2. 行间

【位置】本穴位于第 1 跖骨与第 2 跖骨之间，趾蹼缘后方赤白肉际处。（附图 31）

【针法】用毫针直刺 1 寸左右，一般用泻法，以出现酸、麻、胀感为度，每 5~10 分钟行手法 1 分钟，留针 1 小时。每日或隔日 1 次。

【解析】

（1）本穴为足厥阴肝经荥穴，是肝之子穴，故能泻肝火，如同龙胆泻肝汤，针刺本穴有降压作用，治肝阳上亢型高血压有釜底抽薪之效。

（2）本穴旁边有太冲脉经过，故针刺本穴有"以脉治脉"的作用，这也是本穴能够调整血压的原因。

（二）对针理论及发挥

这是脏腑别通、三才、体应、针方对应及五输穴应用配合发挥作用的一组特效对针。治疗高血压需要平肝潜阳，针刺曲池透过大肠经与肝经相通故能平肝潜阳。行间为肝经荥穴，也是肝之子穴，针刺行间能泻肝火、平肝阳。两穴合用，一穴手阳明经，一穴足厥阴经，一上一下，形成交济之势，故能平肝降压，笔者临床应用时效果较好，称为"高血压二针"。

笔者按：治疗高血压除针刺"高血压二针"外，配合耳尖刺血疗效更佳。耳尖刺血参考本书相关章节。

二、高脂血症

丰隆　　足三里

（一）穴位解析

1. 丰隆

【位置】在外踝尖上 8 寸，小腿前外侧。仰卧或正坐垂足，在外膝眼（犊鼻穴）下 8 寸处，即外踝最高处与外膝眼连线之中点，距胫骨前缘二横指处。（附图 8）

【针法】毫针针刺法：用毫针垂直进针，从外向内刺，进针 1~1.5 寸深。待针刺得气后，可略施提插手法，每次留针 45 分钟，隔日针刺 1 次。刺血针法：用三棱针对准丰隆穴附近突出的血管，以点刺法轻轻地刺入 1~2 分，见血即止，每周1 次。

【解析】

（1）丰隆穴是足阳明胃经的络穴，别走于足太阴脾经，故可治疗脾胃二经疾患。由于"脾为生痰之源"，针刺本穴可通调脾胃气机，使气行津布，中土得运，湿痰自化。

（2）丰隆为"痰会"，又为足阳明胃经络穴，有化痰浊、疏通脾胃二经气血、促进水液代谢的作用，还能化瘀血、泄热通腑。

（3）历代医家都认为本穴为治痰要穴。元代王国瑞在《玉龙歌》中说："痰多宜向丰隆寻。"明代楼英在《医学纲目》中指出："风痰头痛，丰隆五分，灸亦得。

诸痰为病，头风喘嗽，一切痰饮，取丰隆、中脘。"

2.足三里

【位置】在小腿前外侧，当犊鼻下3寸，距胫骨前缘一横指处。在外膝眼下3寸，胫骨外侧约一横指处。（附图8）

【针法】取双侧穴位，用毫针直刺1.5~2寸，得气后施以提插捻转手法，使之出现酸、麻、重、胀之感，留针30分钟，每日或隔日1次，疗效更佳。

【解析】

（1）足三里是足阳明胃经的合穴，合穴能治疗腑病，针刺足三里穴可疏通足阳明胃经的经气，调节脾胃功能，对血脂有很好的调节作用。

（2）足阳明胃经为多气多血之经，针刺本穴可疏通气血。

（3）《行针指要歌》中云："或针痰，先针中脘、三里间。"也说明了足三里是治痰之要穴。

（二）对针理论及发挥

这是特定穴"痰会"丰隆与胃经合穴足三里组成的对穴。中医学认为高血脂多因痰浊瘀阻经络，而"百病皆由痰作祟"，丰隆为"痰会"，为治痰之要穴，临床上凡与痰有关的病证都可取丰隆穴。痰湿的产生主要责之于脾，脾失健运，湿聚成痰。足三里穴为足阳明经之合穴，有健脾和胃、除湿消滞的功效，能治疗一切胃肠消化系统疾病，亦可治疗痰浊瘀阻经络导致的高脂血症。两穴合用，疗效颇佳，称为"降血脂二针"。

三、心律失常

心常穴　　内关

（一）穴位解析

1.心常穴（董氏奇穴）

【位置】在中指掌面第1节之中线外开2分处。（附图37）

【针法】直刺，针刺深度1~2分。留针30分钟，每隔5分钟捻针半分钟。

【解析】

（1）本穴位于中指，为手厥阴心包经循行所过之处，位置靠近心包经之荥穴（手指除指尖为井穴外，皆属荥穴范围）。手厥阴（属火）之荥穴（属火）为火经上的火穴，即所谓真五行之真火穴。又位于掌上八卦的离卦位，治疗心阳不足或心气虚衰者，甚为有效。

（2）本穴名为心常，顾名思义有治疗心悸及心律不齐之功，还能治疗心跳过速、心跳过慢。且本穴在心包经上，治心脏病确实有效。

2. 内关

【位置】本穴位于前臂掌侧，在曲泽与大陵的连线上，腕横纹上 2 寸，掌长肌腱与桡侧腕屈肌腱之间。（附图 22）

【针法】仰掌取穴，取一侧内关（男取左，女取右），用 1.5 寸长毫针直刺 1 寸左右。得气后施以捻转提插手法，强刺激。留针 30 分钟，每隔 5 分钟捻针半分钟。

【解析】

（1）内关穴为手厥阴心包脉经的络穴，直通心脏，又是八脉交会穴之一，通于阴维脉，有宁心、安神、镇痛的作用，还能调节气血、疏通经络。

（2）内关介于大陵（属土）、间使（属金）之间，有土金之性，理气宽胸之效极好。

（3）针刺内关穴可改善心脏功能，治疗心律失常效果较好。针刺内关穴对心动过速患者有减慢心跳的作用，对心动过缓患者有加速心跳的作用。

（二）对针理论及发挥

这是经络、易卦及五输穴配合发挥组成的一组特效对针。笔者曾在上课时治疗一学员，该学员每日中午至下午时心跳加快，必须午睡，至下午 4 点才能来上课。笔者针其心常穴后，该学员能不需午休就来上课，直至六点课程结束。搭配同样位于手厥阴心包经上的内关穴，可加强效果，不论是心动过速、过缓患者，还是心律不齐患者，都可应用。

笔者按：此外，心门配间使，亦为治疗心律失常之有效对针。这是太极全息及经络配合组成的特效对针。心门配间使之功效可参考笔者《杨维杰常见病特效一针疗法》一书。

四、冠心病

内关　　火主穴

1. 内关

【位置】位于前臂掌侧，在腕横纹正中直上 2 寸，两筋（掌长肌腱与桡侧腕屈肌腱）之间。在前臂掌面的下段，当曲泽与大陵的连线上，大陵（腕横纹）上 2 寸，约与外关相对。（附图 22）

【针法】舒腕仰掌取穴，双侧穴位。用毫针直刺或斜向上方刺 1 寸，快速捻转 1~2 分钟，当出现酸、麻、重、胀感觉，一般即觉胸闷、心悸等症状有所减轻。留针 20~30 分钟，每 5 分钟行针 1 次。

【解析】

（1）内关穴为手厥阴心包经之络穴，是临床常用的要穴之一。内关穴与"心"密切相关，从内关穴上行"系于心包，络心系"。《灵枢·经脉》中说："实则心痛，虚则烦心。"

（2）内关穴又属八脉交会穴之一，通于阴维脉，而"阴维有病，苦心痛"，本穴与"心"有特殊的关系，是治疗心病的要穴。

（3）《备急千金要方》中说："凡心实者，则心中暴痛；虚则心烦，惕然不能动，失智，内关主之。"

（4）《四总穴歌》中有"胸膺内关谋"一句，因为内关介于大陵（属土）、间使（属金）之间，有土金之性，故能益气强心、宽胸理气解郁。

（5）内关穴对心脏功能有明显的特异性，针刺内关可以缓解心绞痛，还能加强心的代偿潜力，改善冠心病患者胸闷、胸痛等症状。本穴亦常用于治疗心动过速、心动过缓、风湿性心脏病以及心脏神经症等。

2. 火主穴（董氏奇穴）

【位置】在火硬穴上1寸。在第1跖骨与第2跖骨连接部直前方陷中取之，即在太冲穴后5分贴骨。火主穴位于肝经太冲穴后之骨陷中。（附图51）

【针法】针刺深度0.5~1寸。快速捻转1~2分钟，当出现酸、麻、重、胀感觉，一般即觉胸闷、心悸等症状有所减轻。留针20~30分钟，每5分钟行针1次。

【解析】

（1）本穴名火主，即心主，能主控心脏。本穴穴下有太冲脉，针此有"以脉治脉"及"以脉治心"的作用，因此针刺本穴治疗心血管疾病作用甚强，还能治疗心脏停搏，有强心复苏之效。

（2）本穴位于足厥阴肝经，足厥阴肝经与手厥阴心包经相通，心主穴与太冲穴功效相似，太冲穴是足厥阴肝经的输穴兼原穴，这是心主穴能强心的原因。

（3）中医学把血管统称为筋膜。《素问·痿论篇》中说："肝主筋膜。"由于肝主筋膜，筋膜构成筋脉，肝与心关系密切，肝阳升发不足，肝气郁滞或情志伤肝都会造成筋膜挛急、心脉挛急。研究证明，冠状动脉痉挛不但会引起心绞痛，还会造成急性心肌梗死、猝死。因此针刺位于肝经之火主，有急救的作用。

（二）对针理论及发挥

这是经络、体应及五输穴配合发挥组成的一组特效对针。冠状动脉痉挛与筋膜有关，由于肝主筋膜，筋膜构成筋脉，肝阳不足，肝气郁滞或情志伤肝皆会造成筋膜挛急、心脉挛急。内关位于心包经，针刺内关直接作用于心脏，且内关位于两筋之间，也有以筋治筋的作用，故针刺内关能治疗心脉挛急。两穴合用，有上下交济之功，效果甚佳。

笔者按：此外，内关配足三里也是治疗冠心病的特效对针。这是经络、脏腑别通及五输穴配合发挥组成的一组特效对针。足三里发挥之效能可参考笔者《杨维杰常见病特效一针疗法》一书。

五、昏厥

人中　　内关

（一）穴位解析

1. 人中

【位置】在人中沟上 1/3 与下 2/3 交点处。（附图 5）

【针法】用毫针从下向上斜刺 3 分，开始可强刺激。待血压上升后逐渐延长捻针的间隔时间，血压稳定后可出针。

【解析】

（1）人中之位置在鼻口之间，天（阳）气通于鼻，地（阴）气通于口，人中沟处为面部元气中枢，故能交通阴阳之气。

（2）本穴在督脉，总督周身阳气，又在手足阳明经交汇处，针刺本穴能沟通阴阳，还能调理气血、通脑醒神、回阳开窍，故治疗昏迷急证有殊效。

（3）本穴是急救常用要穴。《肘后备急方》中云："爪刺人中良久，又针人中至齿，立起……扁鹊法，即赵太子之患。"

（4）针刺人中能改善心脏功能，对于低血压者有升高血压的作用。

2. 内关

【位置】位于前臂掌侧，在腕横纹正中直上 2 寸，两筋（掌长肌腱与桡侧腕屈肌腱）之间。在前臂掌面的下段，当曲泽与大陵的连线上，大陵（腕横纹）上 2 寸，约与外关相对。（附图 22）

【针法】仰掌取穴，可先取一侧内关（男取左侧，女取右侧），用 1.5 寸长毫针直刺 1 寸左右。强刺激，持续行针至患者苏醒为度。若针刺 3 分钟还未苏醒，加刺另一侧内关，不留针。出针后嘱患者仍平卧休息片刻。

【解析】

（1）内关穴为心包经络穴，别走三焦经，具有醒脑开窍、宁心安神、强心通脉、镇静止痛、解郁宽胸、疏畅气机、和中降逆等作用，主治病证很多。治疗心血管病、消化系统病变、精神病、五脏气血失调疗效颇佳。治疗一时性、广泛性供血不足造成的短暂意识丧失昏厥者，针刺内关能增加血流量和血氧的供给，还能快速恢复患者意识。

（2）心肝两经上达于脑，昏迷多因痰迷心包或肝气厥逆，气血逆乱所致。内关穴为手厥阴心包经之络穴，功能理气宁心、化痰降逆，又手足厥阴经与肝相通，故本穴还能疏畅气血、平降冲逆，有强心及调整脑血流循环的作用，针刺内关穴可促使昏厥者即刻苏醒，恢复正常。

（二）对针理论及发挥

这是经络、太极元气及特定穴配合发挥组成的一组特效对针。人中能沟通阴阳、调理气血、通脑醒神。内关能理气宁心、化痰降逆、舒畅气血、平降厥逆。两穴合用为急救要穴。对于脑溢血昏迷者，则当另外论治。

笔者按：此外，太冲穴配人中穴亦为治疗昏迷的特效对针。太冲穴之效能可参考笔者《杨维杰常见病特效一针疗法》一书。

六、卒中后遗症（半身不遂）

灵骨穴　　大白穴

（一）穴位解析

1. 灵骨穴（董氏奇穴）

【位置】在手背拇指与食指叉骨间，第1掌骨与第2掌骨接合处，与重仙穴相通。（附图42）

【针法】取穴时拳手，在拇指、食指叉骨间，第1掌骨与第2掌骨接合处，距大白穴1.2寸，与重仙穴相通。用1.5~2寸针，针刺深度可透过重仙穴。视病情及患者体能情况决定留针时间。

【解析】

（1）灵骨穴在手部拇指与食指两指合缝处，在合谷之后，针刺时贴骨进针，进针可透过心包经至三焦经，即深入纵三焦，是一个整体治疗的要穴。

（2）灵骨在大肠经上，大肠经为阳明经，多气多血，调理气血作用甚强，针刺本穴调气、补气、温阳作用极强。

（3）中风多因肝阳上亢，与心（火）肝（木）两经关系密切。灵骨在合谷（属木）、阳溪（属火）之间，有木火之性，功同奇穴木火穴，有调理脑部气血之功，故能治疗中风。

（4）本穴温阳作用极强，治疗半身不遂功同补阳还五汤、真武汤。

（5）灵骨在大肠经属"金"，且灵骨应肾、应"水"，有金水相通之意，功能理气顺气，肺肾双调。

（6）本穴贴骨进针亦通肾，因"大肠与肝通"，故本穴又能治疗肝筋疾病，可谓筋骨皆治。因此本穴为治疗半身不遂之特效穴。

2. 大白穴（董氏奇穴）

【位置】大白穴即大肠经之三间穴。（附图 2）

【针法】立掌，虎口向上，针刺 1~1.5 寸，紧贴骨缘下针。可视病情及患者体能状况决定留针时间。

【解析】

（1）大白穴同三间穴一样属木，故能祛风，又透过大肠经与肝经相通，贴骨进针通肾，本穴可谓肝肾并治，筋骨皆治。因此是治疗半身不遂之要穴。

（2）本穴立拳进针，可透过纵三焦，穿越心包经、三焦经，抵达小肠经，为整体治疗的要穴。

（二）对针理论及发挥

这是经络、三才、五行、体应配合发挥的一组特效对针。灵骨、大白均在大肠经上（属金），阳明经多气多血，故此二穴调理气血作用较强。灵骨在合谷（属木）、阳溪（属火）之间，在五行中有木火之性。大白穴穴性同三间属木，木火二穴同用温阳作用更强，二穴合用功同补阳还五汤、真武汤。笔者临床治疗数十例半身不遂患者，皆以灵骨、大白为对穴（针健侧），效果非十四经正穴所能比拟，此二穴称为"偏瘫二针"。若再配风市或肾关，间以背部五岭穴点刺，疗效更佳。

笔者按：风市穴之效能可参考笔者《杨维杰常见病特效一针疗法》一书。

七、眩晕

曲池　　内关

（一）穴位解析

1. 曲池

【位置】屈肘，肘横纹外侧端，当尺泽与肱骨外上髁连线中点。（附图 4）

【针法】针刺时，直刺 1.5 寸。针刺后令患者轻微活动头部，几分钟内即可见效，留针 30 分钟，每 10 分钟捻针 1 次，并轻微活动头部。

【解析】

（1）头晕在中医学中谓之肝风，《黄帝内经》中有"诸风掉眩，皆属于肝"。曲池为大肠经合穴，透过大肠经与肝经相通，治疗头晕甚效。

（2）曲池在手阳明经，阳明经多气多血，调理气血作用极强。针刺曲池对肝阳上亢、肝血不足导致的头晕症状，皆极有效。

（3）从太极全息来说，曲池穴恰好位于上臂三才的起点，即头点，对应头部，所以说曲池穴能治疗头部疾病。

（4）本穴为十三鬼穴之一，有镇定作用，还能治百邪，如癫狂、高血压等，并有安眠作用。

（5）由于本穴是手阳明经的穴位，手足阳明经相通，故能治疗梅尼埃病。

2.内关

【位置】本穴在前臂掌侧，曲泽与大陵的连线处，距腕横纹2寸，掌长肌腱与桡侧腕屈肌腱之间。与外关穴相对。（附图22）

【针法】针刺时，仰掌取穴，用1.5寸毫针直刺1寸左右。得气后施以捻转提插手法，中等刺激，捻针时嘱患者轻轻活动头部。留针30分钟，每隔10分钟捻针1次。

【解析】

（1）内关穴在手厥阴心包经，心包经与肝经相通，所以内关穴能治疗肝经头晕之病。

（2）内关穴为心包经络穴，功能益气化痰活血，治疗痰瘀导致的头晕疗效较好。

（3）内关穴透过心包与胃脏腑别通，故内关穴还能治疗胃经病变。笔者临床用本穴治疗呕吐、眩晕甚效。

（二）对针理论及发挥

这是脏腑别通、同名经相通、五输穴、三才综合应用组成的特效对穴。头晕，在中医学中一般与"风"有关。《黄帝内经》中曰："诸风掉眩，皆属于肝。"大肠经之曲池、三间、灵骨等穴，治疗头晕皆有效。但笔者发现"内关配曲池"组成的这组对针，治疗眩晕疗效最佳，称为"晕二针"。

曲池配内关，治疗严重头晕且伴有恶心呕吐的病证，如梅尼埃病，颇为有效。梅尼埃病以头晕为主症，晕得厉害时就天旋地转，伴有恶心呕吐。笔者数十年来以内关配曲池治疗十余例梅尼埃病患者，均能立刻见效。患者因眩晕呕吐或欲呕就诊，就诊时皆由旁人扶持而来，在笔者针刺治疗后立刻轻松，能自行快乐回家。

八、失眠

间谷穴　　风市

（一）穴位解析

1.间谷穴（董氏奇穴）

【位置】间谷穴位于大白与合谷穴之间，也就是位于三间与合谷中间。（附图2）

【针法】针刺深度 0.5~1 寸，得气后留针 30 分钟，每间隔 10 分钟捻针 1 次。

【解析】失眠时常常会伴有心烦、胸闷、烦躁不安，根据太极全息对应来看，间谷穴（介于大白与合谷中间）对应心胸部位，针刺本穴治疗心胸部位病证甚效。

2. 风市

【位置】在大腿外侧部的中线上，当腘横纹上 7 寸。（附图 28）

【针法】针刺时，针刺深度 1~2 寸。得气后留针 30 分钟，每间隔 10 分钟捻针 1 次。

【解析】

（1）风市，顾名思义为风聚集之所，为镇定治风的要穴。治疗神经系统病变皆有疗效。

（2）风市位于胆经，"心与胆通"，故本穴能安神，可治疗心火旺及痰热扰心病证。

（3）肝经、胆经相表里，故风市可治疗肝火旺盛导致的失眠，风市治疗失眠甚效。

（4）风市镇静止痛的作用很强，神经衰弱且伴有不易入眠者适合选用风市治之。

（二）对针理论及发挥

这是太极全息对应、脏腑别通（胆与心通）、肝经与胆经相表里组成的一组特效对穴。失眠的时候，心胸间常常会很烦躁，间谷穴从太极全息对应来看和心胸部位对应。失眠与心火旺、痰热、肝火旺有关，风市皆能治之。间谷穴与风市合用治疗失眠甚效，称为"失眠二针"，简称"眠二针"。

笔者按：此外在耳尖点刺泻血治疗失眠也甚效，甚至不用再复诊，治疗当晚就可以睡得很好，耳尖点刺泻血有交通心肾、活血化瘀、清肝胆火、镇定祛风等作用。中医学认为重症失眠多因心肾不交，心肾皆开窍于耳，因此点刺耳尖泻血能交通心肾。少阳经也绕耳入耳，在耳尖刺血等同于柴胡疏肝汤，耳尖刺血有活血化瘀、镇定祛风（可取代风市之作用）、交通心肾的作用，心、肾、胆皆可治，所以说耳尖是治疗失眠最特效的穴位。

九、疲倦嗜睡（发作性睡病）

鼻翼穴　　三叉三穴

（一）穴位解析

1. 鼻翼穴（董氏奇穴）

【位置】在鼻翼上端之沟陷中。（附图 60）

【针法】从鼻翼中央上端之沟陷尾端刺入。采用提捏进针法，向鼻尖方向刺入

2~3分深,小幅度左右捻转,出现针感后留针。留针30分钟,每隔10分钟小幅度左右捻针1次。

【解析】

(1)疲劳嗜睡者多为阳虚,鼻子在面部最为突出,为阳中之阳,有很强的温阳作用,针刺本穴治疗嗜睡甚效。

(2)本穴位于督脉与手足阳明经之间,督脉温阳,阳明经多气多血,所以说本穴温阳及调理气血的作用均较佳。

(3)从面部太极全息观之,鼻对应脾胃处,故鼻翼穴可理气、健脾,对于脾虚湿盛导致的困乏也有效。

2. 三叉三穴(董氏奇穴)

【位置】握拳,在手背第4、第5指缝接合处偏于第4指骨下筋旁。(附图61)

【针法】握拳取穴,避开可见浅静脉,用毫针沿掌骨间隙贴皮下刺入1寸左右,捻转数次。局部可有酸、胀、麻、触电感,并向指和臂肘放射。留针30分钟,每5~10分钟捻针1次。

【解析】

(1)本穴位于手背第4、第5指缝间,但贴近第4指骨。从骨下筋旁进针,即贴筋、贴骨进针,能肝肾并治。

(2)本穴透过中白(中渚)、下白穴等穴位,功能健脾益气。三叉三穴位于三焦经,透过肾与三焦相通,也能补肾。

(3)本穴在掌八卦中位于"坤卦"位置,坤主脾,所以能补脾益气祛湿,可以治疗脾虚有湿导致的疲劳、嗜睡。

(4)针刺本穴能脾、肝、肾皆治,又能增加免疫功能,治疗眼皮下垂、眼皮沉重、重症肌无力等颇有效。

(二)对针理论及发挥

这是健脾穴与温阳穴组成的一组对穴。疲乏嗜睡者大多为阳气不足或脾虚湿盛所致。针刺三叉三穴可脾肾双补,兼升提肺气,再针刺鼻翼穴迅速振奋阳气,两穴合用,不仅有缓解疲劳的作用,还能迅速提神醒脑,称为"嗜睡二针",简称"倦二针"。

十、癔症

后溪　　间使

（一）穴位解析

1. 后溪

【位置】在手掌尺侧，微握拳，在第 5 掌指关节后的远侧掌横纹头赤白肉际处。（附图 12）

【针法】针刺时，用毫针刺入，针尖朝向掌心，捻转进针 5 分深。得气后施以大幅度提插捻转，强刺激，留针 20~30 分钟。每 5~10 分钟提插捻转 1 次。

【解析】

（1）后溪穴是手太阳经之输穴，又是八脉交会穴之一，通于督脉，督脉上行入脑，脑为元神之府，故针刺后溪穴有醒脑清神之功。可用来治疗精神方面的疾病（《针灸大成·兰江赋》），笔者在临床上常针刺后溪治疗癔症、癫痫、中风不语等疾患。

（2）后溪穴为小肠经穴，心经与小肠经相表里，两经都属火，故本穴能清心泻火安神志。

（3）督脉与肝经交会于颠顶，后溪穴通于督脉能联系肝经，属于输木穴，亦能疏肝气，所以说治疗癔症有特效。

2. 间使

【位置】在内关穴上 1 寸，两筋之间。（附图 22）

【针法】针刺时，用毫针直刺 1 寸深，强刺激，提插行针 30 秒，行先泻后补手法。留针 20~30 分钟，每 10 分钟提插捻转 1 次。

【解析】

（1）间使为手厥阴心包经之经穴，为十三鬼穴之一，是镇定神志的要穴。

（2）癔症是一种常见的神经官能症，多因精神因素等造成脏腑阴阳气机逆乱，其症状如同中鬼邪。《肘后歌》中说："狂言盗汗如见鬼，惺惺间始便下针。"《灵光赋》中说："水沟间使治邪癫。"《长桑君天星秘诀歌》中说："如中鬼邪先刺间使。"这些古书中都指出间使能治疗癔症。

（3）间使为心包经之"经金穴"，具有理气化痰、宁心安神之功，临床常用于治疗心血瘀阻、心神不宁、痰迷心窍导致的神志病变。故治疗癔症甚效。

（二）对针理论及发挥

这是经络配合特定镇定要穴组成的一组对针。后溪穴为八脉交会穴通于督脉，督脉并于脊里入于脑，针刺后溪穴可调节大脑的功能活动，后溪穴是输木穴，能疏肝气，故治瘛症有效。间使为手厥阴心包经之经穴，为十三鬼穴之一，素为镇定神志要穴，间使还是"经金穴"，属金，理气化痰作用较好，亦可治疗痰迷心窍导致的神志病变。此两穴合用，治疗瘛症甚效。

十一、癫痫

后溪　　间使

（一）穴位解析

1. 后溪

【位置】在手掌尺侧，微握拳，在第 5 掌指关节后的远侧掌横纹头赤白肉际处。（附图 12）

【针法】用毫针直刺，产生针感后，紧提慢按，加重针感，急速出针。每日针刺 1 次。

【解析】

（1）督脉入于脑，后溪通于督脉，针刺后溪可治疗多种神志病，常用于治疗癫痫。

（2）后溪为八脉交会穴之一，与阳跷脉、申脉穴交会，通于督脉。王叔和说"癫痫病证，不知所苦，两跷之下"。后溪为治疗痫证的要穴。

（3）后溪自古以来就常用于治疗癫痫。《兰江赋》中说："后溪专治督脉病，癫狂此穴治还轻。"《胜玉歌》中说："后溪鸠尾及神门，治疗五痫立便痊。"《通玄指要赋》中说："痫发癫狂兮，凭后溪而疗理。"《医宗金鉴》中说："后溪能治诸疟疾，能令癫痫渐渐轻。"

2. 间使

【位置】在内关穴上 1 寸，掌上肌腱与桡侧腕屈肌腱之间。在大陵穴上 3 寸，当前臂掌侧面上 3/4 与下 1/4 交界处。（附图 22）

【针法】直刺，从掌侧面向背侧面刺入。针刺深度 5~8 分。

【解析】

（1）本穴为手厥阴心包经之经穴，为十三鬼穴之一，镇定作用极强，具有通畅心络、宁心安神的功效。临床常用于治疗心血瘀阻、心神不宁所致的病证，如心悸、心痛、癫狂、瘛症、痛证等。

（2）本穴自古以来就常用来治疗癫痫。《灵光赋》中说："水沟、间使治邪癫。"《肘后歌》中说："狂言盗汗如见鬼，惺惺间使便下针。"《杂病穴法歌》中说："人中、间使去癫妖。"本穴常用于治疗癫痫，应用时配合人中穴针刺效果尤佳。

（二）对针理论及发挥

这是特定穴（八脉交会穴、十三鬼穴）配合应用组成的对穴。后溪通于督脉，督脉通于脑，故后溪能治疗多种神志病变，间使穴为十三鬼穴之一，镇定作用极强。两穴自古以来就常用于治疗癫痫，合用则效果加倍，称为"癫痫二针"。

笔者按：①针刺间使配合人中穴治疗癫痫效果较佳。人中穴之效能可参考笔者《杨维杰常见病特效一针疗法》一书。②后溪穴配合申脉穴亦为治疗癫痫的常用特效对穴。申脉穴之效能可参考笔者《杨维杰常见病特效一针疗法》一书。

第三节　胃肠系病证

一、膈肌痉挛（顽固性呃逆）

间使　　攒竹

（一）穴位解析

1. 间使

【位置】前臂掌侧，腕横纹上3寸，当掌长肌腱与桡侧腕屈肌腱之间。（附图22）

【针法】毫针针刺法，间使穴男取左侧，女取右侧，病情严重者取双侧，捻针得气后留针30分钟，每隔10分钟捻针1次。

【解析】

（1）呃逆主要因胃气上逆动膈所致。间使穴是手厥阴心包经穴，其循行"下膈，历络三焦"，故能疏导三焦之气，还能行气散滞，长于宽胸利膈。

（2）间使为手厥阴心包经之经穴，心包与胃脏腑别通，故针刺心包经经穴可以治疗胃病。

（3）呃逆为有声音之病，所谓"病变于音者取之经"，经穴属金，金与发声有密切关系。间使穴为心包经之经金穴，因此善于治疗胃经病变如呃逆，效果较好。多数患者针1次即可止呃，少数患者需针2次。

2. 攒竹

【位置】在眉头内侧凹陷处。位于眉毛的内侧端，当眉头陷中，眉眶上切迹处。（附图14）

【针法】患者取坐位或仰靠位，医者两手拇指重按患者面部攒竹穴，由轻到重，持续按压 3~5 分钟。在按压时，嘱患者先大力吸气，然后尽量憋气 1 分钟，其呃自止。

【解析】

（1）攒竹穴位于眉旁。从头面部太极正象可知眉为上、中焦分界，等同于横膈，因此针刺攒竹穴能治呃逆。

（2）攒竹穴为足太阳膀胱经穴，由于膀胱经与肾经相表里，所以本穴对肾气失于摄纳，引动逆气上乘，夹胃气攻膈导致呃逆者有效。

（二）对针理论及发挥

这是脏腑别通、太极全息对应组合而成的特效对穴。呃逆与胃气相关，选穴多取胃经穴位。心包与胃脏腑别通，间使穴为心包经之经金穴，病变于音者取经穴，呃逆患者首选间使穴。从头面部太极正象可知眉为上、中焦分界，等同于横膈，因此攒竹穴能治疗呃逆。两穴合用，疗效甚速，称为"呃逆二针"。

笔者按：①人中穴配攒竹穴亦为治疗膈肌痉挛之特效对针。人中穴之效能可参考笔者《杨维杰常见病特效一针疗法》一书。②按压翳风，翳风穴位于耳垂根后方陷中。在乳突前下方凹陷处，与耳垂平齐，张口取之。重按翳风穴，以酸痛为度，按压时嘱患者先大力吸气，然后尽量憋气，每次按 1 分钟左右，若重按 1 次无效，可连续重按几次。笔者临床用此穴治疗呃逆效果较好，对于呃逆初起者效果尤佳。治疗时嘱呃逆患者闭气屏息，按压翳风穴 1~2 分钟即可见效，笔者 30 多年来用此穴已治愈多例呃逆患者。

二、呕吐

内关　　总枢穴

（一）穴位解析

1. 内关

【位置】在前臂内侧，腕横纹正中直上 2 寸，两筋之间。（附图 22）

【针法】嘱患者于饭后，未出现呕吐症状前，立即舒腕仰掌取穴，取双侧穴位。用毫针快速刺入，直刺约 1 寸，得气后施以提插捻转手法，强刺激。在提插过程中，嘱患者深呼吸 2~3 次。留针 30 分钟，每 5~10 分钟重复上述手法 1 次。呕吐严重者可每日早、晚饭后各针 1 次。

【解析】

（1）内关穴是手厥阴心包经之络穴，别走手少阳三焦经，有活血通络、安神镇痛、宽胸理气、清肝解郁、和胃宁心、降逆止呕的作用，能治疗三焦胸腹诸疾，还有调整肠胃功能的作用。

（2）内关穴通过手足同名经与肝经相通，有同气相求的作用，具有调和脾胃、疏肝理气、和中降逆止呕等功效。临床上常用本穴治疗急慢性胃炎、呕吐、呃逆、胃痉挛、胆绞痛、急腹痛等疾患。内关穴有良好的双向调节作用，既能止吐，又能催吐。

（3）心包与胃脏腑别通，因此内关穴能和胃益中，刺之能使中焦气机升降正常，施针后一般见效很快。针刺本穴治疗各种原因导致的呕吐效果显著，可即刻缓解症状。

2. 总枢穴（董氏奇穴）

【位置】在头部入发际 8 分，在枕骨和第 1 颈椎之间。（附图 60）

【针法】针刺深度 3~5 分，用三棱针较毫针安全且有效。针刺时用手将本穴处肌肉捏起，然后刺之。笔者临床治疗呕吐患者多用采血针刺之，既简单，又安全，而且有效。

【解析】

（1）本穴入发际 8 分，介于督脉风府穴与哑门之间。基于前后对应原则，所以本穴能治疗呕吐、发言无声等口喉病。

（2）治疗呕吐用三棱针点刺确有特效，本穴治疗梅尼埃病之呕吐尤为特效。

（二）对针理论及发挥

此为脏腑别通及前后对应组成的特效对针。内关穴属于手厥阴心包经之络穴，心包与胃脏腑别通，因此内关穴有和胃益中的作用，治呕吐甚效。总枢基于前后对应原则，能治疗口喉病证。两穴合用治疗呕吐甚效，称为"呕吐二针"。

笔者按：治疗呕吐还有两组对穴，疗效亦甚佳：①内关配中魁。②内关配中脘。中魁及中脘之效能可参考笔者《杨维杰常见病特效一针疗法》一书。

三、便秘

支沟　　照海

（一）穴位解析

1. 支沟

【位置】位于手背腕横纹上 3 寸，尺骨与桡骨之间。（附图 24）

【针法】用毫针直刺 1 寸，或略向上斜刺 1.5 寸，得气后有酸、麻、胀感，适当运用提插捻转手法，中刺激。一般留针 30 分钟，每隔 10 分钟运针 1 次。

【解析】

（1）支沟穴属于手少阳三焦经之经穴，有宣通气机的作用，针刺支沟穴，可使三焦气机畅通，津液自下，胃气和而肠腑自调，针之犹如小柴胡汤，故能治疗便秘。

（2）支沟穴在中太极全息对应肛门处，这亦是本穴治疗便秘有效的原因。

（3）本穴素为治腹痛、便秘之要穴，《医宗金鉴》《杂病穴法歌》《玉龙赋》《胜玉歌》中均记载了支沟穴能通大便。支沟穴治疗急性便秘有效，还可用于治疗习惯性便秘。针刺时可配合照海、足三里、天枢等穴，效果更佳。

2. 照海

【位置】足内踝下4分，前后有筋，上有踝骨，下有软骨，穴居其中。在内踝正下端与距骨关节之间。（附图19）

【针法】用毫针直刺，或略向上斜刺0.5寸，针刺得气后有酸、麻、胀感，适当运用提插捻转手法，中刺激。一般留针30分钟，每隔10分钟运针1次。

【解析】

（1）照海穴为足少阴肾经穴位，又是八脉交会穴之一，为阴跷脉所生之处，有滋阴的作用。慢性便秘多因阴虚或血虚造成，照海有滋阴生津利气的作用，因而是治疗慢性便秘的有效穴位。

（2）本穴自古以来就常用于治疗便秘。《玉龙歌》中说："大便秘结不能通，照海分明在足中，更把支沟来泻动，方知妙穴有神功。"《玉龙赋》中说："照海、支沟通大便之秘。"本穴宜配支沟应用。

（二）对针理论及发挥

此为太极全息、针方对应、藏象功能组成的特效对针。针刺支沟可使三焦气机得通，津液自下；照海能滋阴，且属于肾经，肾主二阴。支沟与照海组成对针一起使用，治疗便秘效果很好。支沟位于手少阳三焦经，照海是足少阴肾经，此二穴组合，一阴一阳，一手一足，一上一下，且少阴经、少阳经皆属于开阖枢的"枢"，与枢机升降及阴阳开阖之调节密切相关。

笔者按：对于老年体弱、脾胃阴虚的便秘患者，在针刺上述对穴后，可在天枢穴上施以艾灸，或是温针加灸，疗效尤佳。天枢穴之效能可参考笔者《杨维杰常见病特效一针疗法》一书。

四、腹泻

门金穴　　肠门穴

（一）穴位解析

1.门金穴（董氏奇穴）

【位置】门金穴在第 2 跖骨与第 3 跖骨连接部之直前凹陷中，在陷谷穴后方之骨缘，贴骨取穴。陷谷穴在门金穴前 5 分（然据《针灸大成》指出，陷谷穴在内庭后 2 寸，并且有些书中指出陷谷在第 2、第 3 跖骨结合处）。（附图 51）

【针法】直刺 0.5~1 寸。针入后令患者轻微按摩下腹部 1~2 分钟，留针 30 分钟，每隔 10 分钟捻针 1 次，捻针时仍嘱患者轻微按摩下腹部 1~2 分钟。

【解析】

（1）本穴在胃经上，且在陷谷穴后，亦有陷谷之穴性，为胃（土）之木穴，能疏肝（木）理脾胃（土），善治木土不和之病，是治疗肠胃炎（与肠胃有关）的特效穴。董师认为本穴可治疗肠炎、胃炎、腹部发胀及腹痛。不论何种腹泻，针之皆有特效。

（2）慢性泄泻者多兼肾虚，本穴贴骨进针应肾，治久泄肾虚之病亦甚效。

2.肠门穴（董氏奇穴）

【位置】在尺骨之内侧，距腕横纹后 3 寸。（附图 48）

【针法】手抚胸取穴，在尺骨内侧与筋腱之间，距豌豆骨 3 寸处是穴。针刺时贴骨取之，针刺深度 0.5~1 寸，留针 30 分钟，每隔 5~10 分钟捻针 1 次，捻针时按摩腹部。

【解析】

（1）董氏奇穴之肠门穴在小肠经上。小肠为分水之官，利湿作用甚佳，因此本穴能治疗腹泻。

（2）肠门穴在以腕部为中心的太极全息对应中，对应大肠肛门部位，故本穴治疗急性腹泻效果尤佳。

（3）笔者在腹痛里急后重或急欲如厕腹泻之际，用手指按压此穴，即能舒缓肛门括约肌及大肠之紧张状态，从而缓解腹痛症状。

（二）对针理论及发挥

此为全息、藏象功能、五行应用发挥组成的特效对针。急性腹泻者多伴有疼痛，门金穴能疏肝（木）理脾胃（土），治之甚效。而慢性腹泻者多兼肾虚，于门金穴下针时若贴骨则应肾，加之门金穴又能补金生水，故而治之甚效。肠门穴在小肠经上，小肠为分水之官，在中太极全息对应中对应大肠肛门部位，两穴合用，治疗腹泻有特效。根据笔者多年临床经验与阴阳对应理论，治疗腹泻针刺右侧肠门较左侧为佳。

笔者按：治疗腹泻亦可取曲池配门金，或曲池配肠门，这也是治疗腹泻效果很好的对针组合。曲池之效能可参考笔者《杨维杰常见病特效一针疗法》一书。

第四节　肾系病证

一、尿潴留（癃闭）

阴陵泉　　足三里

（一）穴位解析

1.阴陵泉

【位置】胫骨内侧髁后下方凹陷中，平齐胫骨粗隆下缘。（附图11）

【针法】正坐位垂足取穴或平卧取穴，直刺，从小腿内向外刺入，针入0.5~1寸。留针30分，每10分钟捻针1次。

【解析】

（1）阴陵泉为脾经合水穴，脾（土）主水液输布，水穴应肾，故针刺本穴可调节水液代谢。

（2）阴陵泉自古以来就是治疗小便不畅的要穴。《通玄指要赋》中说："阴陵能开通水道。"《杂病穴法歌》中说："小便不通阴陵泉，三里泻下溺如注。"单刺有效，若配足三里可开水道，能加速尿流，治疗尿潴留等病甚效。

2.足三里

【位置】在小腿前外侧面上部，犊鼻穴下3寸，胫骨前缘外开约1横指（中指）。（附图8）

【针法】用毫针刺足三里，徐徐进针，直刺约2寸深，得气后施以提插捻转手法，强刺激。留针20~30分钟。每5分钟捻针1次。

【解析】

（1）足三里是胃经合穴，有舒畅经络、调和气血、调脾健胃的作用，为全身强壮要穴之一。本穴为土经土穴，称为真土穴。真土穴治疗脾胃作用最强，亦能调节水液代谢，减轻水潴留和水肿症状。

（2）足三里自古以来就是治疗尿潴留、尿不畅的常用穴。《席弘赋》中说："膀胱气滞足三里。"即指其利尿功能。《医宗金鉴》中说："足三里治风湿中，诸虚耳聋上牙疼，噎膈鼓胀水肿喘，寒湿脚气及痹风。"也指足三里能利尿消肿。本穴配阴陵泉利尿甚效。《杂病穴法歌》："小便不通阴陵泉，三里泻下溲如注。"配三阴交亦可利尿消肿。《玉龙歌》："水病之疾最难熬，腹满虚胀不肯消，先灸水分并水道，后针三里及阴交。"

（二）对针理论及发挥

本对穴为同气相求、藏象功能、太极全息对应、五输穴应用组成的特效对针。阴陵泉为脾（土）经合水穴，有调整水液的功能，大太极全息对应水分穴，利水作用甚强，自古以来就是治疗小便不畅之要穴。足三里为胃经(土经)合穴（土穴），为土中真土，强脾健胃、理气治水功能甚强，有利水消肿之功。两穴自古以来就是治疗小便不畅及癃闭效穴，合用效果极为突出，称为"癃闭二针"。

笔者按：人中配中极亦为治疗癃闭之特效对针。人中能开上窍启下窍，提壶揭盖，治疗尿潴留甚效。中极为膀胱经募穴，能调节膀胱气化功能，对于泌尿生殖系统疾病皆有疗效，按压中极治疗幼儿尿闭尤效。人中与中极之效能可参考笔者《杨维杰常见病特效一针疗法》一书。

二、遗尿

肾关穴　　还巢穴

（一）穴位解析

1. 肾关穴（董氏奇穴）

【位置】在阴陵泉穴直下 1.5 寸，胫骨内侧。（附图 55）

【针法】直刺，针刺深度 1.5~2 寸。针刺得气后，留针 30 分钟。每隔 10 分钟捻针 1 次。

【解析】

（1）肾关为补肾要穴，此穴在天皇穴（阴陵泉）下方，故有补益作用，能治疗脾肾疾病（阴陵泉为土经水穴，能脾肾双补）。

（2）本穴穴名为肾关，功同肾俞和关元，为补肾最常用之穴，能治疗肾虚引起的各种疾病，治疗夜尿频者效果极佳。

2. 还巢穴（董氏奇穴）

【位置】在无名指中节外侧（靠近小指之侧）正中央。（附图 37）

【针法】针刺时用 5 分针，针刺深度 1~3 分。针刺得气后，留针 30 分钟。每隔 10 分钟轻轻捻针 1 次。

【解析】

（1）此穴在指缝至指尖间，善治下腹部病变。

（2）本穴在三焦经，三焦与肾通，因而本穴能补益肝肾、理三焦、疏肝理气，善治尿频尿多。

（二）对针理论及发挥

本对穴为全息、藏象功能、五行应用发挥组成的特效对针。治疗遗尿患者宜温阳固摄，肾经与膀胱经关系密切，肾关穴有脾肾双补作用。还巢穴善治少腹部病证。还巢穴在三焦经，能理三焦、补肾，善治小便过多。两穴合用，一上一下，有上下交济的作用，治疗多尿、夜尿甚效。

笔者按：肾关配州圆穴透州昆穴亦为治疗遗尿的有效对穴。州圆、州昆均位于足太阳膀胱经，且在头部最高点，温阳作用甚强，针之有升举收摄之功。肾关穴有脾肾双补作用，治多尿、夜尿甚效。州圆、州昆之效能可参考笔者《杨维杰常见病特效一针疗法》一书。

三、水肿

通肾穴　　阴陵泉

（一）穴位解析

1.通肾穴（董氏奇穴）

【位置】当膝盖内侧上缘陷中处是穴。（附图 54）

【针法】直刺，针刺深度 0.5~1 寸。针刺得气后，留针 30 分钟。每隔 10 分钟捻针 1 次。

【解析】

（1）通肾位于膝盖上缘，大腿内侧，在脾经上，能健脾、补土制水，利水之效甚强。

（2）根据太极全息来看，膝盖对应肚脐，膝盖上缘的通肾对应肚脐上的水分，所以本穴治疗水肿有效。

2.阴陵泉

【位置】位于膝下内侧辅骨下陷中，伸足或屈膝取之，在膝横纹头下与阳陵泉相对，稍高 1 寸。（附图 11）

【针法】直刺，从小腿内侧向外侧刺入，深 0.5~1 寸。针刺得气后，留针 30 分钟，每隔 10 分钟捻针 1 次。

【解析】

（1）阴陵泉为脾经合水穴，脾土主水液输布，水穴应肾，故针刺此穴可增强机体水液代谢能力。

（2）阴陵泉自古以来就是治疗水肿的要穴。《通玄指要赋》中说："阴陵能开通于水道。"《千金翼方》曰："水肿不得卧，灸阴陵泉百壮。"《百症赋》中说："阴陵水分，去水肿之脐盈。"

（3）根据太极全息倒象，膝上的阴陵泉对应肚脐上的水分，故治疗水肿甚效。

（二）对针理论及发挥

此为全息（对应上下水分）、藏象功能、五输穴应用组成的特效对针。水分穴自古以来就是治疗水病的特效穴，治疗水肿（包括四肢及面皆浮肿）甚效，但宜灸不宜针。膝盖太极全息对应肚脐，通肾穴（董氏奇穴）对应水分穴。阴陵泉亦为治疗水肿要穴，从太极全息来看，膝盖对应肚脐，倒象对应肚脐上，为下水分穴。两个利水作用较强的穴位合用，治疗水肿病特效。

四、肾结石

下白穴　　马金水穴

（一）穴位解析

1. 下白穴（董氏奇穴）

【位置】在手背小指掌骨与无名指掌骨之间，即手背第4、第5掌骨骨间隙后缘，腕背横纹与掌骨小头连接之中点凹陷处。（附图42）

【针法】拳手取穴，当小指掌骨与无名指掌骨之间，距指骨与掌骨1.5寸（即中白穴后1寸）。针入下白3~5分，得气后行中强刺激。留针30分钟，每5分钟捻1次针加强刺激。

【解析】

（1）下白在中渚穴（属三焦经）直后方，透过三焦与肾通，故有治疗肾虚和下腰疼痛的作用。

（2）根据掌太极，本穴对应肾和下腰部位，针刺本穴贴骨应肾可以治疗肾结石，治疗痛证多能立除。

2. 马金水穴（董氏奇穴）

【位置】在外眼角直下至颧骨下缘陷凹处。（附图59）

【针法】毫针直刺，针刺深度2~4分。得气后行中强刺激。留针30分钟，每5分钟捻针加强刺激。

【解析】

（1）本穴在面部先天卦位为坎卦（属水），后天卦位为乾卦（属金），本穴之所以命名为金水与卦位有关。顾名思义，本穴含金水两性，而含有金水两性的穴位多能治疗闪腰岔气，盖闪腰岔气为水（肾）之气（金）病。

（2）根据太极对应，马金水对应下腰肾之部位，针本穴能治疗腰痛和小便不利，本穴也是治疗肾结石疼痛的要穴。

（3）笔者临床应用马金水配下白，治疗多例肾结石及肾绞痛患者甚效。

（二）对针理论及发挥

本对穴为太极全息对应、卦象、脏腑别通组成的特效对针。下白穴在掌太极水平与腰、肾对应，贴骨进针与肾（肾主骨）相应，治疗肾结石疗效极佳。马金水穴与卦位有关，此处为太极全息中肾之所在。两穴皆对应肾，所以二穴合用能治疗肾绞痛、肾结石，称为"肾石二针"。

五、蛋白尿

水愈穴　　阴陵泉

（一）穴位解析

1. 水愈穴（董氏奇穴）

【位置】在上臂后侧，即背面穴后开稍斜下 2 寸。（附图 4）

【针法】针刺深度 3~5 分。用三棱针扎出黄水即可。

【解析】

（1）"水愈"顾名思义就是"治愈肾水之疾病"，此穴可治疗肾炎、背痛、蛋白尿。

（2）水愈在小肠经上，小肠能分清泌浊，脾与小肠相通，故本穴能治疗痰湿夹杂所致的病证。

（3）根据太极对应，此穴对应脐部水分穴，故能分清祛浊，治疗蛋白尿。

2. 阴陵泉

【位置】胫骨内侧髁后下方凹陷中，在胫骨后缘与腓肠肌之间，平齐胫骨粗隆下缘，缝匠肌之附着部，与阳陵泉穴相对。（附图 11）

【针法】正坐垂足取穴，直刺，从小腿内侧向外侧刺入。针刺深度 0.5~1 寸。得气后施一般刺激，留针 45 分钟，每 5~10 分钟捻针 1 次。

【解析】阴陵泉为脾土经合水穴，能土水双治，补益脾肾，治疗土水（脾肾）两虚的疾病，如蛋白尿、肾炎、肾衰竭等甚效。

（二）对针理论及发挥

此为经络、藏象功能及全息配合应用组成的对针。水愈配合阴陵泉穴，祛湿健脾之功甚强，是治疗蛋白尿的特效对穴。

笔者按：阴陵泉配太溪亦为治疗蛋白尿之特效对针。

第五节　肝胆系病证

一、黄疸

腕骨　　肝门穴

（一）穴位解析

1. 腕骨

【位置】在手背尺侧，当第 5 掌骨与钩骨之间的凹陷处，赤白肉际。握拳时从后溪穴沿手尺侧向上移，摸至豌豆骨下为止，本穴在豌豆骨前赤白肉际凹陷处。（附图 12）

【针法】直刺，从尺侧刺向第 5 掌骨基底。针刺深度 5~8 分。得气后施平补平泻手法即可。留针 45 分钟，每 5~10 分钟捻针 1 次。

【解析】

（1）腕骨乃小肠经原穴，小肠能分清泌浊，针刺腕骨可除湿。又因为小肠经有一条支脉从面颊部位分出，向上靠鼻旁到内眼角（睛明），连通足太阳膀胱经，故腕骨穴也有输布水液的作用。

（2）中医学认为黄疸多由脾胃湿热所致（亦有寒湿所致者），又因"脾与小肠通"，故腕骨可祛湿治疗多种脾经疾病，不论是热湿还是寒湿皆极有效。

（3）腕骨自古以来就是治黄疸要穴。《通玄指要赋》中说："固知腕骨祛黄。"《玉龙赋》中说："脾虚黄疸，腕骨中脘何疑。"《得效应穴针法赋》中说："固知腕骨祛黄，应在至阳。"治疗黄疸时，可配合中脘或至阳，均有特效。本穴治疗急慢性肝炎患者之黄疸效果较好。

2. 肝门穴（董氏奇穴）

【位置】在尺骨内侧，距豌豆骨 6 寸。（附图 48）

【针法】手抚胸取穴，当尺骨内侧中部，距豌豆骨 6 寸处取之。针刺深度 3~5 分，针刺后立止肝痛，若将针向右旋转，胸闷即解，若将针向左旋转，肠痛亦除。得气后施一般刺激，留针 45 分钟，每 5~10 分钟捻针 1 次。

【解析】

（1）健脾可利湿，肝门在小肠经上，小肠与脾通，本穴可除湿，亦可分清泌浊，故能治黄疸、肝炎等病。

（2）从全息对应来看，肝门在小臂中点，对应中焦，故可治疗中焦疾病，治肝病确实有效。如果合并肠炎症状，可配肠门穴，疗效甚佳。

（3）肝门治疗急性肝炎非常有效。因为肝在右边，故取左侧肝门为主穴。肝门配三黄穴（天黄穴、明黄穴、其黄穴）治疗慢性肝炎效果较好。

（二）对针理论及发挥

本对穴为脏腑别通、藏象功能组成的特效对针。治湿当从脾治，小肠与脾通，腕骨为小肠经原穴，祛湿作用极强，自古以来都是治疗黄疸之要穴。肝门为董氏奇穴，在小肠经上，从全息对应来看，本穴在小臂中点，治中焦病有效。两穴合用，治疗黄疸、急性肝炎甚效。

笔者按：肝门穴或腕骨穴配董氏奇穴三黄穴（天黄穴、明黄穴、其黄穴）治疗慢性肝炎亦有特效。

二、胆囊炎（胆绞痛）

木枝穴　　下白穴

（一）穴位解析

1. **木枝穴**（董氏奇穴）

【位置】马金水穴外上方斜开 1 寸处。（附图 60）

【针法】针刺时，针刺深度 1~3 分。得气后施强刺激捻针 1 分钟，留针 45 分钟，每 5~10 分钟捻针 1 次。

【解析】

（1）木枝穴位置接近下关穴，功同下关。下关为胃经与胆经交会穴，可以治疗胆经疾病，故本穴善于治疗胆胃并病之胆囊炎和结石。

（2）木枝的"木"即肝，木枝者，胆也。本穴可治疗多种胆病。

2. **下白穴**（董氏奇穴）

【位置】在手背第 4、第 5 掌骨骨间隙后缘，腕背横纹与掌骨小头连接之中点凹陷处。（附图 42）

【针法】拳手取穴，当小指掌骨与无名指掌骨之间，距指骨与掌骨 2 寸（即中白穴后 1 寸）是穴。针刺深度 5 分，得气后行中强刺激。留针 45 分钟，每 5~10 分钟运针 1 次。可间歇多次捻针并加强刺激。

【解析】

（1）下白穴位于手少阳三焦经，在中渚穴的直后方，透过手少阳与足少阳同名经相通与胆通，故能治胆病。

（2）从太极对应来看，下白对应腰肋部位。笔者临床用下白治疗胆绞痛特效，针刺后疼痛多于 10 分钟内减缓。此穴亦可用来治疗胆囊炎。

（二）对针理论及发挥

此为脏腑别通、藏象功能组成的特效对针。治疗胆囊炎，可取胆经或与胆相关的穴位，其次取肝经穴，再其次取手少阳三焦经穴。木枝穴与下关穴相邻，下关为胃经和胆经之交会穴，治胆胃并病之胆囊炎及结石效果甚好。取木枝穴有提壶揭盖提之意。下白位于手少阳三焦经，太极对应约当腰肋部位，手少阳与足少阳同名经相通，故针刺本穴治疗胆绞痛、胆囊炎甚效。笔者常用木枝穴配下白穴治疗胆囊炎。

第六节　内分泌系统疾病

糖尿病

太溪　　阴陵泉

（一）穴位解析

1. 太溪

【位置】足内踝后 5 分，跟骨上动脉陷中。平齐内踝隆起点，在内踝后缘与跟腱内侧缘中间。（附图 20）

【针法】当针刺内踝后侧，与跟骨筋腱连线中点之陷中处，斜刺，针刺深度 3~5 分。得气后施一般刺激，留针 45 分钟，每 5~10 分钟捻针 1 次。

【解析】

（1）太溪是肾经原穴，有调节脏腑的功能。肾为阴脏，肾阴为一身阴液之本。肾阳充足与否关乎着身体各个方面的功能，太溪可治疗肾阴虚和肾阳虚引起的病证。

（2）太溪为肾经输土穴，有土水两性，能治脾肾两虚之病。糖尿病（《医宗金鉴》中云太溪可治消渴）、肾炎、肾衰竭等皆属脾肾两虚之证，都能以太溪治之。

2.阴陵泉

【位置】胫骨内侧髁后下方凹陷中，在胫骨后缘与腓肠肌之间，平齐胫骨粗隆下缘，缝匠肌之附着部，与阳陵泉穴相对。（附图 11）

【针法】正坐垂足取穴，直刺，从小腿内侧向外侧刺入。针刺深度 0.5~1 寸。得气后施一般刺激，留针 45 分钟，每 5~10 分钟捻针 1 次。

【解析】

（1）阴陵泉为脾经合水穴，有土水两性，能补土治水，脾肾双治。所治之病多属脾肾两虚之病，如肾炎、糖尿病、肾衰竭等，配太溪，疗效尤佳。

（2）《灵枢·九针十二原》中说："疾高而内者，取之阴之陵泉。"指病位在上部又属于五脏（心、肺）之病，针刺阴陵泉。阴陵泉本为脾经合水穴，脾主中焦，肾水主下焦，如此说来，阴陵泉三焦皆可治。董氏奇穴称此穴为天皇穴。糖尿病属于三焦之病，用阴陵泉配太溪治疗，疗效尤佳。

（二）对针理论及发挥

本对穴为五行、三焦发挥组成的特效对针。笔者常用太溪、阴陵泉治疗糖尿病，再加配肾关或阳池等穴，效果尤佳。

笔者按：古人治疗糖尿病：①糖尿病（消渴）与三焦相火有关，故治疗常取与三焦相关的穴位。阳池为三焦经原穴，调气作用极强，为治疗糖尿病要穴。三焦俞治疗糖尿病亦有卓效。②消渴主要表现为口渴，任脉有益气养阴之功能，且循行抵达口部，因此可治疗口渴，古人常取任脉穴治疗消渴。承浆穴有手阳明大肠经（属金）和足阳明胃经（属土）经过，穴当八卦坎部，含土、金、水三气，通肺、脾、肾，则上、中、下消皆治。关元穴是足三阴经（脾、肝、肾经）与任脉之交会穴，又是三焦之气所生之处，是培肾固本、补益元气之要穴。

笔者治疗糖尿病：①首取含土、金、水（三焦）三性之穴，这些穴位有鱼际（卦象土水，在肺经）、承浆（位在坎卦，含土、金二气）、肾关（位置在阴陵泉与商丘之间，含土、金、水三气）等。②其次取含土水二性之穴，土水二性之穴能脾肾双补。如阴陵泉（为脾经合穴，含土、水二气）、太溪等穴。曲池为大肠经（属金）之合穴（属土），可肺脾两治，其位置对应下焦，亦视为含土、金、水三气，则上、中、下三消皆治。

第九章　妇、男科病证

一、痛经

门金穴　　妇科穴

（一）穴位解析

1. 门金穴（董氏奇穴）

【位置】位于足外侧部，当外踝前缘直下，在足第 2、第 3 跖骨结合部前凹陷中。（附图 51）

【针法】针刺深度 0.5~1 寸。得气后行提插捻转手法，运针时嘱患者按摩小腹或提肛，一般可立止疼痛，留针 30 分钟，留针期间每 5 分钟行针 1 次，运针时仍嘱患者按摩小腹或提肛。治疗时间为月经来前 3 日或痛经发作前 2 日，至月经来潮不痛为止。

【解析】

（1）门金位于胃经，在陷谷后面，是土经的木穴，故能疏肝理气、调和脾胃。

（2）脾主肉，当肝木克脾时，会引起肌肉抽搐及疼痛，针刺门金可以缓解子宫平滑肌痉挛，缓解痛经。

（3）门金贴骨进针应肾。本穴脾、肝、肾皆治，对于寒性久病之痛经亦有效。

（4）门金为笔者临床治疗痛经要穴，治病时经常下针即痛止。门金太极对应下腹部，可以疏肝、调和肝脾、温肾。

2. 妇科穴（董氏奇穴）

【位置】在大指第 1 节外侧（尺侧）。当大指背第 1 节之中央线外开 3 分，距前横纹 1/3 处有一穴，距该横纹 2/3 处有一穴，共 2 穴。（附图 39）

【针法】针刺时，贴骨进针，针刺深度 2~3 分，两穴齐刺，得气后轻微捻转，运针时嘱患者按摩小腹或提肛，一般即可止痛。留针 30 分钟，留针期间每 5 分钟行针 1 次，运针时嘱患者按摩小腹或提肛。治疗时间为月经来前 3 日或痛经发作前 2 日，至月经来潮不痛为止。

【解析】

（1）妇科穴顾名思义就是治疗妇科诸疾的常用穴。

（2）妇科穴位于肺经区域，肺与膀胱相通，通于子宫，故本穴为治疗子宫诸病的常用穴，各证型之痛经均可用之。

（二）对针理论及发挥

此为五输穴、五行、体应、全息对应配合组成的特效对针。治疗月经疼痛，有立竿见影之效。笔者在学校教课时常遇到学生适逢月经来潮，极为疼痛，每针刺门金穴，疼痛立止。门金配妇科穴为治疗痛经的特效对针。

笔者按：对于慢性且固定时间发作的痛经，可以针刺上述对针。若正逢痛经急性发作，子宫痉挛疼痛明显，除上述对针外，还可以针刺承山与三阴交穴。三阴交为调血之要穴，有行气活血、通经化瘀的作用，痛经不论虚实皆可治，对于有瘀血且痛而拒按者，或经色紫红夹有血块者疗效尤佳。承山穴有舒筋活络，调理脏腑的功能，古代文献中多处提及承山穴可以治疗转筋，此穴在腿肚下分肉间，以筋治筋，有缓解痉挛和止痛的功效，故针刺承山穴有助于缓解子宫痉挛。

二、崩漏

大敦　　隐白

（一）穴位解析

1. 大敦

【位置】在足大趾外侧，距趾甲角 1 分处。（附图 31）

【针法】用毫针直刺 1~2 分，留针 20 分钟。同时配合温和灸或雀啄灸。重症患者可加用艾条温灸，取艾条 1 根，点燃后置于足大趾外侧 1 寸处，每次熏灸 15~20 分钟，直至大敦穴周围皮色发红并自觉烘热为度。每日可熏灸 3~5 次。血崩止后继续熏灸 1~2 天，巩固治疗效果。

【解析】

（1）大敦乃肝经井穴，井穴可开窍，且肝经绕阴部 1 周，故本穴能治疗阴窍疾病。

（2）肝藏血，能调节血量，而大敦为木经木穴，属真木穴，故能疏肝调血。崩漏灸大敦，多可迅速止血。

2. 隐白

【位置】在足大趾内侧，距趾甲角 1 分处。（附图 10）

【针法】用毫针直刺 1~2 分，留针 20 分钟。同时配合温和灸或雀啄灸。重症患者可加用艾条温灸，取艾条 1 根，点燃后置于足大趾内侧隐白穴上方约 1 寸处，每次熏灸 15~20 分钟，直至隐白穴周围皮色发红并自觉烘热为度。每日可熏灸 3~5 次。崩漏止后继续熏灸 1~2 天，以资巩固。

【解析】

（1）脾为土经，土能生金，"白"代表肺与气，故隐白可健脾益气、补虚摄血。

（2）隐白乃井穴，井穴能治疗阴窍疾病。

（3）脾统血，崩漏乃脾不统血，血不归经所致。艾灸隐白有益气统血摄血之功，治疗崩漏甚效。

（二）对针理论及发挥

此为五输穴、五行、全息对应配合组成的特效对针。大敦、隐白两穴皆为井穴，肝藏血，肝经井穴"大敦"治"崩"，脾统血，脾经井穴"隐白"治"漏"，二者合用确为治疗崩漏的最佳对针（捻针时嘱患者提肛收小腹。起针后加灸效果更佳）。

笔者按：除上述两穴外，也可取董氏奇穴中的三叉一穴针之。三叉一穴与奇穴断红穴之位置基本相符，位于手背第 2、第 3 指缝接合处，与手阳明经、手厥阴经有关，有补益肺气、升阳举陷、固脱止血之功，是治疗崩漏的经验穴，有显著的止血效果。

三、闭经

承浆　　天枢

（一）穴位解析

1. 承浆

【位置】 在面部，当颏唇沟的正中凹陷处。（附图 33）

【针法】 斜刺，针尖从前下向后上方刺入，深度 3~5 分，待患者有针感后，快速提插捻转 30 秒，留针 30 分钟，每隔 5~10 分钟行针 1 次，每日或隔日针刺 1 次。一般针至月经来潮为止。

【解析】

（1）闭经病机关乎任脉与冲脉。《素问·上古天真论篇》中说："任脉通，太冲脉盛，月事以时下。"任脉统领诸阴经，任脉从胞宫（子宫）沿腹部正中线向上经过关元等穴，止于承浆，被称为阴脉之海。针刺承浆能调和冲任、补益阴血。

（2）承浆可以被视为任脉的井穴，井穴有开窍祛寒的作用，而任脉通阴部，故承浆穴可温阳开阴道之窍。此外，承浆还是手、足阳明经之交叉点，手足阳明经多气多血，针刺承浆能调理气血。闭经多因气血失调，气凝血固，或下焦虚寒所致，故针刺承浆可治疗闭经。

2. 天枢

【位置】位于腹部，横平脐中，前正中线旁开 2 寸。（附图 32）

【针法】仰卧取穴，从前侧向背侧刺入。针刺深度 1 寸。待患者有针感后，快速提插捻转 30 秒，留针 30 分钟，每隔 5~10 分钟行针 1 次，隔日针刺 1 次。一般针至月经来潮为止。

【解析】

（1）天枢在胃经上，是大肠经的募穴，有调和脾胃、理气健脾的作用，是治疗腹部疾病的要穴。

（2）本穴可治疗月经后期，天枢穴临近肾经、冲脉，故能治疗阴部及生殖系统疾病。根据笔者临床经验，针天枢能促进血液循环。

（3）闭经患者忌灸，若闭经患者使用艾灸，则会有凝血止血的作用，因此对于闭经患者只能针刺，不宜艾灸。

（二）对针理论及发挥

此为经络、特定穴位配合组成的特效对针。承浆穴开阴窍，起到通经作用，天枢穴接近肾经、冲脉。两穴合用通经效果较好。

笔者按：《百症赋》中说："月潮违限，天枢水泉细详。"天枢配水泉穴治疗闭经效果亦较好。盖水泉为肾经穴位，滋阴作用甚好，承浆穴为滋阴要穴，水泉穴与承浆穴相配有异曲同工之妙。

四、月经不调

妇科穴　　还巢穴

（一）穴位解析

1. 妇科穴（董氏奇穴）

【位置】在大指第 1 节外侧（尺侧）。当大指背第 1 节之中央线外开 3 分，距前横纹 1/3 处有一穴，距该横纹 2/3 处有一穴，共 2 穴。（附图 39）

【针法】针刺时，贴骨进针，针刺深度 2~3 分，两穴齐刺，待有针感后，轻微捻转 30 秒，留针 30 分钟，每隔 5~10 分钟行针 1 次，隔日针刺 1 次。一般针至月经周期正常为止。

【解析】

（1）妇科穴顾名思义就是治疗妇科病的效穴。

（2）妇科穴位于肺经区域，肺与膀胱通，通于子宫，本穴可治疗子宫疾病，调经作用甚强。

2. 还巢穴（董氏奇穴）

【位置】在无名指中节外侧（靠近小指侧）正中央。（附图 37）

【针法】针刺时，取无名指第 2 节靠近小指侧黑白肉际中点。取 5 分针，针 2~3 分。得气后，轻微捻转 30 秒，留针 30 分钟，每隔 5~10 分钟行针 1 次，隔日针刺 1 次。一般针至月经周期正常为止。

【解析】

（1）还巢位于三焦经，三焦与肾通，故本穴能调节三焦、补肾。

（2）董师认为本穴作用于肝，有补肝肾、理三焦、疏肝理气的作用，故治疗妇科疾病甚效。

（3）还巢穴调理卵巢功能甚好，故能治疗月经不调。

（二）对针理论及发挥

此穴为太极对应、经络及特定穴配合组成的特效对针。妇科穴在井穴、荥穴之间，太极全息对应小腹子宫，善治妇科诸疾，还是治疗子宫病的要穴。还巢穴有补肝肾、理三焦、疏肝理气的作用，调理卵巢功能甚好，善治卵巢病。两穴合用，治疗月经不调效果甚佳。

笔者按：地皇穴（董氏奇穴）配血海穴调理月经甚效。地皇穴在漏谷（脾经络穴）与地机（脾经郄穴）之间，如此则气血皆调，地皇穴正当脾经向前、肝经向后的交集所在，如此则脾、肝皆能治，脾统血，肝藏血，故地皇穴调经作用甚佳。血海位于脾经，为治疗各种血疾之要穴，有活血调经之功，为调经要穴，《百症赋》中说："妇人经事改常，自有地机血海。"血海治疗月经不调效果显著，配地机（地皇穴亦同）效果更佳，尤其适用于月经推迟、经色淡暗、畏寒喜暖者。

五、赤白带下

云白穴　　通肾穴

（一）穴位解析

1. 云白穴（董氏奇穴）

【位置】在肩尖前约 2 寸，即背面穴向胸方向斜下方 2 寸。依笔者经验本穴位置在肩中穴前 1 寸再向上 1 寸。（附图 49）

【针法】垂手取穴。针刺深度 1.5 寸，待有针感后，用平补平泻手法捻转 30 秒，留针 30 分钟，每隔 5~10 分钟行针 1 次。隔日针刺 1 次。

【解析】

（1）根据太极对应之"手躯逆对"，云白在肩对应阴部。

（2）云白在肌肉多的地方，肌肉应脾，故本穴能补气健脾、益气除湿，治疗带下病甚效。

（3）赤白带多因脾虚湿重或气不固摄所致，与肺气虚有关，而云白在大肠经上，属金，所以云白有健脾、益气、补肺的作用，治疗赤白带下有效。

2. 通肾穴（董氏奇穴）

【位置】位于腿部髌骨内侧上缘，左右各一穴，膝盖上缘凹陷处。（附图54）

【针法】针刺时，深度1寸。进针得气后，用平补平泻手法捻转30秒，留针30分钟，每隔5~10分钟行针1次，隔日针刺1次。

【解析】

（1）根据太极对应，通肾穴对应水分穴，故有除湿的效果。

（2）针刺通肾时，针达脾经，补土以制水，故本穴有健脾补肾的功效，常用于治疗肾虚或脾虚无法固摄引起的白带病。

（二）对针理论及发挥

这是一组全息对应、体应组成的特效对针。云白穴在肩部肌肉丰厚处，"肉脾相应"，针之有健脾补气之效，从体应"手躯逆对"来看，该处对应阴部。通肾穴与脾经位置相近，健脾补肾之作用甚强，常用来治疗脾肾两虚、脾虚不摄、肾阳亏虚引起的白带病，效果较好。

笔者按：还巢穴配木妇穴治疗带下病亦有特效。还巢穴在无名指三焦经上，能理三焦、补肾，治疗赤白带特效。木妇穴在胃经上，属土，能健脾祛湿，治妇科病，尤其是赤白带特效。

六、不孕症

妇科穴　　还巢穴

（一）穴位解析

1. 妇科穴（董氏奇穴）

【位置】在大指第1节外侧（尺侧）。当大指背第1节之中央线外开3分，距前横纹1/3处有一穴，距该横纹2/3处有一穴，共2穴。（附图39）

【针法】针刺时，贴骨进针，针刺深度2~3分，两穴齐刺，隔日针刺1次。

【解析】

（1）妇科穴处在肺经区域，肺与膀胱通，通于子宫，故妇科穴为治疗子宫疾病的常用穴。

（2）妇科穴位于井穴与荥穴之间，根据太极对应，其位置与下腹及子宫对应，故妇科穴能治疗子宫病。

（3）妇科穴为治疗所有妇科病的效穴，尤其善于调理月经。笔者使用本穴帮助无数妇女调整月经正常而怀孕。

2.还巢穴（董氏奇穴）

【位置】在无名指中节外侧（靠近小指之侧）正中央。（附图37）

【针法】针刺时，取无名指第2节靠近小指侧黑白肉际中点。取5分针，针2~3分。得气后，轻微捻转30秒，留针30分钟，每10分钟行针1次。

【解析】

（1）还巢位于三焦经，三焦与肾通，故针刺本穴能调理三焦、补肾。

（2）董师认为针刺本穴还能作用于肝，有补肝、调理三焦、疏肝理气的作用，故治疗妇科疾病甚效。本穴调理卵巢功能甚好，治不孕症特效。

（二）对针理论及发挥

此为太极全息对应、经络及特定治疗穴组成的特效对针。妇科穴善于调治子宫病，还巢穴善于调理卵巢功能，两穴合用，能增强治疗妇科疾病的效果。而且此两穴一穴在阳面，一穴在阴面，合用有调和阴阳之功。应用时不必两手两穴皆针，可以一手针妇科穴，一手针还巢穴，简单而有效。笔者用妇科穴配还巢穴治疗不孕症特效，称为"不孕二针"，简称"孕二针"。

笔者按：关元穴配中极穴亦为治疗不孕症之常用对穴。治疗不孕症：①多取任脉穴：常用穴为中极、关元。②常取关系足三阴经之穴：中极、关元、三阴交等。③多取小腹部穴：中极、关元穴。关元是小肠经之募穴，也是足三阴经与任脉之交会穴，有培肾固本、补益元气、回阳固脱的作用，自古以来就常用于治疗不孕症，针刺有效，但多以灸法为主。中极穴是任脉和足三阴经（脾经、肝经、肾经）之交会穴，自古以来也是治疗不孕症之要穴。两穴针刺有效，但多用灸法。

七、催乳（乳汁不行）

膻中　　少泽

（一）穴位解析

1.膻中

【位置】在身体前正中线，两乳之间。（附图66）

【针法】仰卧取穴，用1寸毫针直刺，刺入5分深，也可向两侧乳房方向横刺。

留针30分钟，起针后用艾条灸膻中穴20分钟。温和灸或雀啄灸均可。

【解析】

（1）膻中穴自古以来就是催乳要穴。《针灸大成》与《铜人腧穴针灸图经》中皆有膻中穴治"无乳""乳汁少"的记载，本穴是治疗乳汁不行的经验穴。产后气血凝滞所致之"无乳""少乳"，也可针刺本穴。

（2）膻中为气会，可治疗所有与气有关的疾病。针刺膻中可以理气，气行则血行，还可以通调气机，气行则血流通畅，乳液自出。

（3）膻中位于两乳之间，接近乳房，是少数近处取穴的催乳穴位。

2. 少泽

【位置】手小指末节尺侧，距指甲角0.1寸处。（附图12）

【针法】用毫针直刺1分左右，采取泻法，留针10分钟。

【解析】

（1）少泽为小肠经井穴，针刺井穴有开窍作用，乳头也是窍的一种。《玉龙歌》《玉龙赋》《医宗金鉴》中称本穴为催乳穴。

（2）小肠为分水之官，主水液，故本穴善于催乳。治疗时施以泻法（较强刺激），适用于乳汁不行的实证，有通乳的功效，也是治疗乳房部病变的要穴。

（二）对针理论及发挥

本组对穴为经验取穴，兼顾经络功能（小肠为分水之官）、特定穴（膻中为气会，少泽为井穴）组成的特效对针。

八、回乳（乳汁过多）

足临泣　　光明

（一）穴位解析

1. 足临泣

【位置】在第4、第5跖骨结合部前方凹陷处。（附图30）

【针法】用毫针直刺5分左右，施用泻法，留针30分钟，每10分钟捻针1次，嘱患者轻轻揉按乳房部半分钟。

【解析】足临泣是胆经输穴，也是八脉交会穴之一，通于带脉，可以调理十二正经的气血，还可疏通经络，使乳汁减少。

2. 光明

【位置】在外踝尖直上5寸，腓骨后缘处。（附图29）

【针法】用毫针直刺1.5寸，得气后提插捻转使针感加强，留针30分钟，每10

分钟捻针 1 次，嘱患者轻轻揉按乳部半分钟。

【解析】光明穴是胆经络穴，有疏通经气、解郁的作用，可治疗乳汁过多。

（二）对针理论及发挥

本组穴位是兼顾经络功能、特定穴组成的特效对针。两穴皆位于胆经，皆能疏肝，一穴为八脉交会穴，通于带脉，可治疗妇科疾病，一穴为络穴，因肝胆相表里，亦能疏肝。两穴配合回乳，实为经验取穴。

九、滑胎

还巢穴　　通肾穴

（一）穴位解析

1. 还巢穴（董氏奇穴）

【位置】在无名指中节外侧（靠近小指之侧）正中央。（附图 37）

【针法】针刺时，取无名指第 2 节靠近小指侧黑白肉际中点。取 5 分针，针2~3 分，得气后轻微捻针。每周针 2~3 次，对于习惯性滑胎者，针刺时应超过上次流产时间 1 周后停针。

【解析】

（1）还巢位于三焦经，三焦与肾通，故本穴能调理三焦，还能补肾。

（2）还巢能补肝肾、调理三焦、疏肝理气，是治疗妇科疾病的要穴，还能调理卵巢功能防止滑胎。

2. 通肾穴（董氏奇穴）

【位置】位于腿部髌骨内侧上缘，左右各一，膝盖上缘凹陷处。（附图 54）

【针法】针刺深度 3~5 分。得气后轻微捻针。每周针 2~3 次，对于习惯性滑胎者，针刺时应超过上次流产时间 1 周后停针。

【解析】

（1）脾经穴位能治疗生殖系统疾患，如隐白、三阴交、冲门等对生殖系统疾患均有效。董氏奇穴的三通穴（通肾穴、通胃穴、通背穴）亦皆在脾经上。

（2）妇科疾病多因脾肾亏虚，三通穴组近血海穴，故功效与血海穴相似。血海为血脉之海，凡与血脉相关的疾病均可针刺血海穴，故血海穴可治疗子宫痛、赤白带下等，并能安胎。

（3）任取三通穴组（通肾穴、通胃穴、通背穴）一穴用来补肾治滑胎。对于滑胎患者，连续治疗半个月即无流产之虞，笔者一般用通肾穴治疗滑胎。

（二）对针理论及发挥

此为两个特效穴组成的对穴。还巢穴和通肾穴皆能补脾肾，还能治疗生殖系统疾患，且有安胎作用，两穴合用，疗效甚佳。对于滑胎患者，连续治疗半个月即无流产之虞。

十、妊娠呕吐

内关　　通关穴

（一）穴位解析

1. 内关

【位置】在前臂内侧，腕横纹上 2 寸，当曲泽与大陵连线上。（附图 22）

【针法】针刺时患者取仰卧位或舒适坐位。舒腕仰掌取穴，取双侧穴位。用毫针快速刺入，直刺 0.5~0.8 寸，得气后施以捻转手法，并嘱患者深呼吸 2~3 次。留针 30 分钟，每 5~10 分钟重复上述手法 1 次。隔日针刺 1 次，严重者可每日针刺 1 次。

【解析】

（1）内关为心包经络穴，心包经有一支脉连接手少阳三焦经，故本穴有行血、开络、安神、缓痛、宽胸理气、调胃和心的作用，能调控逆气，治疗呕吐甚效。

（2）手足厥阴经相通，心包与肝相通，故针刺内关可疏肝解郁、平肝调气。

（3）心包络与胃脏腑别通，故针刺本穴能治疗胃经疾病。内关有调和中焦脾胃、调节气机升降的作用，针刺本穴可缓解早孕呕吐症状。

2. 通关穴（董氏奇穴）

【位置】位于大腿正中线上，距膝盖横纹上 5 寸。（附图 56）

【针法】针刺深度 0.5~1 寸。

【解析】

（1）通关穴临近胃经，故有胃经的功效，可以治疗胃病。也因为胃与心包络脏腑别通，所以通关亦能治疗心疾。对于严重的胃病患者可在针刺内关穴出血后再针通关，疗效更佳。针刺本穴对早孕呕吐有效。

（2）通关穴夹着伏兔穴，伏兔为脉络之会（《针灸大成》），故通关穴亦能调理血液循环，效果较好。

（3）通关穴行血强心、调理脾胃，功同内关。通关、内关穴名皆有"关"字，亦说明通关有调节血液之作用。

（二）对针理论及发挥

此为两个功用相近的穴位组成的特效对针。两穴皆能强心、调理脾胃，因此两穴合用治疗妊娠呕吐甚效。

十一、乳痈

内关　　曲池

（一）穴位解析

1. 内关

【位置】在前臂掌侧，当曲泽与大陵的连线上，腕横纹上 2 寸。（附图 22）

【针法】用 1.5 寸毫针快速刺入穴内 5 分，得气后先捻转 2~3 次，再提插 2~3 次，反复行针 3 次，在行针过程中，边行针边嘱患者深呼吸几次，并做挺胸动作。

【解析】

（1）内关自古以来就是治疗胸和乳房部疾病的要穴。《六总穴歌》中说："胸膺内关谋。"

（2）内关穴为手厥阴心包经络穴，心包经从胸走手，针刺心包经穴位可以治疗经络循行部位的疾病，如胸和乳房部疾病。针刺内关穴能调三焦、清心包、祛邪散瘀、宽胸和中、疏肝理气、通乳散结，治疗乳痈效果较好。

（3）乳房属于足阳明胃经，乳头属于足厥阴肝经。内关通过脏腑别通通于胃经，且所属经脉与足厥阴肝经同名经相通，故本穴能治疗肝胃不和导致的病证。

2. 曲池

【位置】肘横纹外侧端，屈肘，当尺泽穴与肱骨外上髁连线中点，肘横纹桡侧头稍外方。（附图 4）

【针法】患者坐位，屈肘，用 2 寸毫针刺入穴中，进针 1.5 寸深，施快速捻转、提插交替的强刺激手法 1 分钟，使针感放射至患侧肩部。留针 30 分钟，每隔 10 分钟行捻转提插强刺激手法 1 分钟。在行针的过程中，边行针边嘱患者深呼吸几次，并做挺胸动作。

【解析】

（1）足阳明胃经经过乳房，曲池为手阳明大肠经的合穴，手足阳明经相通，所以针刺曲池穴能疏通阳明经经气，清泻阳明经实热，治疗阳明经病变。针刺曲池还可以疏解阳明经，治疗乳腺炎。

（2）乳头属于足厥阴肝经，大肠与肝脏腑别通，故针刺曲池可以疏肝解郁、理气疏泄。笔者治疗急性乳腺炎患者经 1~3 次针刺即可痊愈。

（二）对针理论及发挥

此为两组脏腑别通及同名经相通互用组成的特效对针。内关穴通过心包经脏腑别通通于胃经，可以治疗乳房部疾病。此外，内关穴通过手足厥阴"同名经相通"通于肝经，也能治疗乳房部疾病。曲池通过大肠经"脏腑别通"通于肝，可以治疗乳房部疾病，通过手足阳明"同名经相通"通于胃，治疗乳房部疾病。两穴合用效力强大。

笔者按：梁丘、太冲也是一组特效对针。梁丘为足阳明胃经郄穴，郄穴善于调理气血，善治本经之急病，乳房属于足阳明胃经，乳头属于足厥阴肝经，针刺梁丘治疗急性乳腺炎效果较好。太冲为肝经输穴及原穴，有疏肝理气、通络散瘀之功效，中医学认为此两穴合用治疗乳痈（急性乳腺炎），疗效较佳。

十二、疝气

大敦　　大间穴

（一）穴位解析

1.大敦

【位置】在足大趾末节外侧，距趾甲角旁 0.1 寸。（附图 31）

【针法】正坐垂足，从足姆趾爪甲根外侧 1 分许爪甲之凹陷处取穴，约当外侧趾甲角与趾腹外侧缘连线之中点处。直刺，深 2~3 分。捻转进针，平补平泻，捻针时同时嘱患者提肛收小腹，留针 30 分钟，每间隔 10 分钟捻针 1 次，得气后留针，可加用艾条灸。

【解析】

（1）肝主筋，又"前阴者，宗筋之所聚"，肝经绕阴部 1 周至下腹部，故本穴可治疗各类疝气。大敦为肝经井穴，功能疏经调肝祛邪。常用于治疗女性腹部肿块、子宫下垂、子宫肿痛，还可以治疗男性腹股沟疝气。

（2）《玉龙歌》《玉龙赋》《百症赋》《通玄指要赋》《长桑君天星秘诀歌》《胜玉歌》《杂病穴法歌》《医宗金鉴》《灵光赋》等书中记载了本穴为治疗疝气之特效穴。

2.大间穴（董氏奇穴）

【位置】食指第 1 节正中央偏向大指外开 3 分。本穴位于食指阴掌第 1 节 B 线。（附图 36）

【针法】平卧或正坐，手心向上，取食指第 1 节中央偏向大指 3 分是穴。针 2~3 分，用平补平泻法。针刺时嘱患者提肛收小腹，留针 30 分钟，留针期间每 5 分钟行针 1 次，运针时仍嘱患者提肛收小腹。

【解析】

（1）食指属于大肠经，通过大肠与肝脏腑别通，故本穴能治疗肝病。大间位于井穴和荥穴之间，根据太极手躯顺对，治疗疝气、睾丸坠痛甚效。

（2）董师说："治疝气成方——外间、大间、小间、中间四穴同时用针为主治疝气之特效针。"然而，他只在大间后面特别强调"治疝气（尤具特效）"，所以若临床只能单选一穴，则大间穴为首选。

（二）对针理论及发挥

此为脏腑别通、太极全息对应、古法经验配合应用组成的对穴。治疗疝气，首选肝经穴位，盖肝主筋，前阴为宗筋所聚之处，而足厥阴肝经经脉绕阴器抵小腹，根据"经脉所过，主治所及"，所以治疗各种疝气有效。古代文献中多认为大敦穴是治疗疝气之特效穴。大间（董氏奇穴）穴在井穴、荥穴之间，基于太极手躯顺对，治小肠气、疝气、睾丸坠痛甚效。两穴配合治疗疝气效果更佳。

笔者按：大敦配太冲亦为治疗疝气之特效对针。太冲之效能参见笔者《杨维杰常见病特效一针疗法》一书。

十三、阳痿

大敦　　关元

（一）穴位解析

1. 大敦

【位置】 在足大趾端末节外侧，距趾甲角旁 0.1 寸。（附图 31）

【针法】 正坐垂足，从足蹬趾爪甲根外侧 1 分许爪甲凹陷处取穴，约当外侧趾甲角与趾腹外侧缘连线之中点处。直刺，深 2~3 分。捻转进针，平补平泻，捻针时同时嘱患者提肛收小腹，留针 30 分钟，每间隔 10 分钟捻针 1 次，得气后留针，可加用艾条灸。

【解析】

（1）肝主筋，又"前阴者，宗筋之所聚"，肝经绕阴部 1 周至下腹部，故大敦是治疗阳痿的首选穴。而紧张焦虑也会导致阳痿，治疗阳痿要注重疏肝，大敦也可疏肝治疗阳痿。

（2）阳痿常为寒证，大敦为肝之井穴，能开窍祛寒。

（3）阳痿系阴茎充血不足，肝血虚引发，肝主藏血，针刺肝经穴位能治之。

（4）阴茎能屈能伸，阳痿时阴茎不能伸，属于筋病。大敦为木经之木穴，是真五行，故能疏肝、祛寒、治筋病，是治疗阳痿的特效穴。

2. 关元

【位置】在下腹部，身体前正中线上，当脐下 3 寸，曲骨穴上 2 寸。（附图 32）

【灸法】用陈艾艾炷，每次隔姜施灸 30 壮，每周 3 次，每 3 次为 1 个疗程，各疗程间停灸 1 周。或用艾条灸，保持适当距离在穴位上灸 10 分钟，每周 3 次，每 3 次为 1 个疗程。

【解析】

（1）关元别名为丹田，为三阴经（脾经、肝经、肾经）与任脉的交会穴，也是三焦之气的发源地，为补肾固本、补益元气、回阳固脱之要穴。此处乃男性藏精之所在，女子蓄血之处。

（2）关元穴主治病证很多，尤其常用于治疗与肾虚有关的病证，灸之能增强免疫功能，还能补益肾气。在关元隔姜灸或者拔罐可治疗阳痿、遗精等疾病。

（二）对针理论及发挥

此为经络、脏腑功能、五行、特定要穴组成的特效对针。大敦为肝经井穴，又为木经之木穴，系真五行，最擅疏肝祛寒，善治筋病，大敦为治疗阳痿的特效穴。关元为培肾固本、补益元气、回阳固脱之常用强壮穴，灸关元穴治疗阳痿确有较好的疗效，两穴合用效果更佳。

笔者按：三阴交配大敦治疗阳痿，效果亦较佳。三阴交为脾、肝、肾三阴经之交会穴，其功效与关元相似。三阴交之效能参见笔者《杨维杰常见病特效一针疗法》一书。

十四、遗精

关元　　肾关穴

（一）穴位解析

1. 关元

【位置】在下腹部，身体前正中线上，当脐下 3 寸，曲骨穴上 2 寸。（附图 32）

【针法】仰卧位取穴，直刺约 1 寸。得气后施以提插捻转手法，中刺激。留针 30 分钟，留针期间加用温针灸。

【解析】

（1）遗精多为肾气亏虚，藏精不足所致，故治疗当以补肾扶阳为主。关元为足三阴经（脾经、肝经、肾经）与任脉的交会穴，也是三焦之气的发源地，是培肾固本、补益元气、回阳固脱之要穴。在关元隔姜灸治疗遗精有效。

（2）关元自古以来就是治疗遗精的要穴。《医学入门》中说："关元主……遗精白浊。"《类经图翼》中说:"遗精不禁者,五壮,立效。"《百症赋》中说"针三阴于气海,专司白浊久遗精。"

2. 肾关穴(董氏奇穴)

【位置】在阴陵泉穴直下 1.5 寸,胫骨内侧。(附图 55)

【针法】直刺,针刺深度 1.5~2 寸。针刺得气后,嘱患者提肛收小腹,留针 30 分钟。每隔 10 分钟捻针 1 次。运针时仍嘱患者提肛收小腹。

【解析】

(1)肾关为补肾要穴,位于阴陵泉(天皇穴)下,阴陵泉为土经水穴,有脾肾双补的作用。

(2)本穴穴名为肾关,作用类似于肾俞和关元,为补肾常用穴位。

(3)根据膝太极对应,膝上的肾关对应脐上的关元,故肾关有补脾肾、益气收敛的作用,对肾虚引起的各种病证皆有效果,所以能治疗遗精。本穴单用即可,配三阴交效果更佳。

(二)对针理论及发挥

此为经络、脏腑功能、太极全息对应、特定要穴组合的特效对针。遗精患者多由阴虚火旺或肾虚不固所致,少数患者因湿热下注所致。灸关元可固本扶元,温补肾阳,固约精关,有补虚固精止遗的作用,自古以来就常用关元治疗遗精。肾关在膝太极中(以膝为脐)约对应关元穴,所以说肾关有补脾肾、益气收敛祛湿的作用,治疗遗精甚效。

笔者按:三阴交配肾关或关元治疗遗精亦甚效,三阴交是治疗生殖、泌尿系统疾病的要穴。以膝太极及局部全息来看,三阴交处于小腿下焦区,对应小腹,以踝太极来看,三阴交位置与关元穴对应,这也是三阴交治疗遗精有效的原因。

第十章 五官科病证

第一节 颜面病证

一、面神经麻痹

上巨虚   足三里

（一）穴位解析

1. 上巨虚

【位置】小腿前外侧，当犊鼻下 6 寸，足三里下 3 寸，距胫骨前缘一横指。（附图 8）

【针法】右脸麻痹者针右侧，左脸麻痹者针左侧，均针入 1.5~2 寸（视患者体型胖瘦而定），针尖向上 45° 斜针，留针时间宜长，以 60~90 分钟最佳，每隔 10 分钟捻针 1 次，捻针时嘱患者张口、闭口活动嘴巴。

【解析】

（1）手阳明大肠经"贯颊，入下齿中，还出夹口，交人中，左之右，右之左，上夹鼻孔"。足阳明胃经"下循鼻外，入上齿中，还出夹口环唇，下交承浆"。由此可知，手足阳明经围绕嘴唇和口腔。

（2）上巨虚一穴便涵盖了手足两条阳明经的功能。

（3）大肠与肝脏腑别通，肝经环绕口腔内 1 周，所以针刺上巨虚可同时治疗口腔内部及外部。

2. 足三里

【位置】在小腿前外侧，犊鼻穴下 3 寸，距胫骨前缘 1 横指（中指）。（附图 8）

【针法】徐徐进针，直刺约 2 寸深，得气后施以提插捻转手法，强刺激。留针 20~30 分钟，每 5 分钟捻针 1 次。

【解析】

（1）足三里为足阳明胃经合穴，合穴主治脏腑病证。胃经与脾经相表里，针刺足三里可疏通胃经，调节脾胃功能。足阳明胃经气血充盈（多气多血），针刺本穴可行气活血。

（2）足三里是增强人体免疫功能的重要穴位，为全身强壮要穴之一。足阳明胃经与手阳明大肠经共同包围着口唇，针刺本穴治疗面神经麻痹、口歪眼斜，确有良效。

（二）对针理论及发挥

此为经络、脏腑别通发挥组成的特效对针。《标幽赋》中说："头有病而脚上针。"头部病证用远端取穴针刺法，以下治上，上巨虚配足三里，治疗口歪眼斜疗效迅速。盖手足阳明经包围口唇，且大肠与肝脏腑别通，肝经绕唇内1周，胃经下合穴足三里与大肠经下合穴上巨虚并用，可治疗口之内外病证，两穴合用治疗口歪眼斜效果更为迅速。治疗口歪眼斜早期患者疗效甚佳，针刺几天即可恢复。治疗慢性口歪眼斜者（超过3个月）需要针刺10次或更长时间才能取得良好的效果。此二穴称此为"口歪二针"。

笔者按：内颊车在面颊部口腔内，正对颊车穴或在口腔咬合处。用三棱针在患侧内颊车穴点刺8~10下，深度约1分，使其自然出血，然后迅速用温开水漱口。每2~3日1次。此为治口歪第一要法，不论新病还是久病皆有疗效。面瘫多由风寒之邪侵袭，经络气血阻塞所致，肝经环绕口唇1周，口腔刺血可疏肝祛风活络，还能调阳明经气（阳明经绕唇口），濡养经筋，扶正祛邪，则面肌弛缓得以恢复。新病患者在早期积极治疗的话，往往治疗2~3次即可痊愈。久病患者用此法治疗也颇有疗效。治疗面瘫在患侧内颊车穴用三棱针快速刺血，但根据笔者经验在健侧内颊车穴点刺亦有疗效。内颊车刺血配合"口歪二针"治疗面瘫，疗效更快。

二、面肌痉挛

后溪　　三间

（一）穴位解析

1. 后溪

【位置】小指本节（第5掌指关节）后的远侧掌横纹头赤白肉际处。（附图12）

【针法】取患侧后溪穴，轻握拳，用毫针快速向劳宫穴方向直刺约1.5寸，行捻转提插手法得气后，再大幅度捻转2~3次，然后嘱患者做闭眼、睁眼动作，动引其气，或用手按摩面部0.5~1分钟，每5~10分钟捻针1次，留针30分钟。如进针10分钟后症状未减轻，取对侧后溪穴，用同样手法操作。

【解析】

（1）小肠经"其支者，从缺盆循颈，上颊，至目锐眦，却入耳中。其支者，别颊上䪼，抵鼻，至目内眦，斜络于颧"。小肠经途经目内眦、目外眦及颧骨，"经脉所过，主治所及"，故本穴可以治疗面部痉挛。

（2）面肌痉挛是一种风系病证。后溪为手太阳经上的木穴，对本经风证甚效，故可治疗面肌抽搐。

（3）后溪为八脉交会穴之一，通于督脉，督脉行阳定风，所以说后溪是治疗面部肌肉抽搐常用的有效穴位。

（4）针刺后溪时透到劳宫穴效果更好。劳宫穴是手厥阴经的荥水穴，能清虚热，养阴血，与足厥阴肝经手足同名经相通，亦能清肝火，息肝风，是治疗面部肌肉抽搐或痉挛的有效穴位。后溪透劳宫，一针透两个穴位，疗效更快、更好。

2. 三间

【位置】在食指本节（第 2 掌指关节）后，桡侧凹陷处。本穴向前贴骨即为大白。（附图 2）

【针法】握拳取穴，直刺 1 寸，针刺得气后，嘱患者做闭眼、睁眼动作，动引其气，或用手按摩痉挛之面肌。一般留针 30 分钟，每隔 10 分钟捻针 1 次，捻针时嘱患者做闭眼、睁眼动作，或用手按摩痉挛面肌 0.5~1 分钟。

【解析】

（1）三间是手阳明大肠经的输穴。手足阳明经相通，两条阳明经循行皆到达面部，故治疗面部疾病可针刺三间。

（2）三间是大肠经的输穴，五行属木且与风相应。面部肌肉痉挛和抽搐与风相关，而大肠与肝脏腑别通，也与风相应，故可用三间治疗面部疾病。

（3）本穴再向前贴骨，即董氏奇穴的大白穴。根据全息点之头点，大白所在的第 2 掌指关节与头部对应，针刺大白不仅对头痛有效，而且对面部疾病也有效。对于久病疼痛患者，中医学认为久病多兼肾虚，大白穴贴骨，刺之治疗痛证效果尤佳。

（二）对针理论及发挥

此为两个经络属木的输穴组成的对针，功能祛风止痛。后溪是手太阳经之输木穴，针刺后溪对本经之风病甚效，透劳宫则疗效更强，劳宫为手厥阴经荥水穴，与足厥阴经相通，所以后溪能清肝火、息肝风。三间为大肠经之输穴属木应风，又大肠与肝脏腑别通，亦应风。后溪配大白称为"面颧二针"。

三、上睑下垂

门金穴　　三叉三穴

（一）穴位解析

1. 门金穴（董氏奇穴）

【位置】在第 2 跖骨与第 3 跖骨连接部之直前陷中。即胃经陷谷穴后骨前陷中。（附图 51）

【针法】贴骨进针，直刺约 2 寸深，行提插捻转手法，嘱患者揉摩眼部，并尝试睁眼，留针 30 分钟，每 5 分钟运针 1 次，仍行提插捻转手法，并轻揉眼部，嘱患者练习睁眼。

【解析】

（1）上睑下垂属于脾虚气虚者，宜针刺与土金有关之穴位。门金，穴名中的"金"是指"肺、大肠"和"气"的功能。此穴在胃经上，兼具土金两性，故有脾肺并补之效。

（2）门金是输穴，输穴主治身体沉重及关节痛，故可治疗疼痛及沉重无力之病证。

（3）门金穴治疗颞侧头痛也有效果，太极全息亦对应上眼睑部位。

2. 三叉三穴（董氏奇穴）

【位置】在手背第 4、第 5 指指缝（歧骨）间陷中为液门穴，旁边筋下骨旁为三叉三穴。（附图 61）

【针法】握拳取穴，避开浅静脉，沿筋下贴骨间隙进针 1~1.5 寸，局部可有酸、麻、重、胀感，有针感后嘱患者揉摩眼部，并尝试睁眼，再留针 30 分钟，每 5 分钟运针 1 次，反复行提插捻转手法，并轻揉眼部，仍嘱患者练习睁眼。

【解析】

（1）三叉三是治疗五官疾病的常用穴位，董师认为此穴还有健脾的作用。针刺三叉三穴 1 寸至中渚，亦与脾相应，可治疗脾虚引起的眼睑沉重。

（2）荣穴可治疗面部五官疾病，三叉三穴位于荣穴位置，且对应眼面部，因此可以治疗眼睛和面部疾病。

（二）对针理论及发挥

这是五行补脾与太极全息对应组成的特效对针。上睑下垂、眼皮无力睁不开，与脾气虚有关，针刺与土金有关的穴位治疗效果最佳。门金穴能健脾，三叉三也能健脾，且两穴在太极全息对应中都对应眼部，两穴合用治疗眼皮无力抬举者甚效，称为"睑二针"。

第二节 眼部病证

一、麦粒肿

耳尖　太阳

（一）穴位解析

1.耳尖

【位置】折耳向前，耳郭上方的尖端处。（附图 58）

【针法】先按摩患侧耳尖，使之充血。然后消毒，用三棱针点刺出血，或用医用采血片，在耳轮外缘最高点轻轻点刺出血。挤出血 3~5 滴或待血挤不出为止，隔日 1 次。

【解析】

（1）在耳尖刺血能活血化瘀、散热消肿、镇静退热。

（2）耳尖是治疗眼部疾病的常用穴位。采用刺血法可治疗麦粒肿、睑板腺囊肿和急性结膜炎。刺血后邪气随之释放，邪有出路，当经络通畅时，疼痛也会减轻。

（3）太阳经起于目内眦，循行至耳尖。少阳经绕耳而达目外眦。耳部为太阳经、少阳经循行所过之处，故在耳尖点刺出血，可治疗太阳经、少阳经疾病。

2.太阳

【位置】位于颞窝中，外眼角后上方，当眉梢与目外眦之间，向后约 1 横指凹陷处，左右侧各一穴。（附图 13）

【针法】针刺患侧，向内斜刺 0.5~1 寸，用捻转泻法，得气后留针 15~20 分钟，每隔 5 分钟捻转 1 次，出针后挤出血液数滴，或以三棱针点刺出血，效果更好。

【解析】太阳穴是经外奇穴，也是足少阳经和足阳明经两经的交会之处，手太阳经和手少阳经循行皆经过眼周，所以在太阳穴刺血可祛风散热明目，治疗麦粒肿效果较好。

（二）对针理论及发挥

此为两个刺血特效穴组成的对针，两穴配合治疗麦粒肿效果加倍。耳尖及太阳穴皆与眼部经络有关，且任一穴位刺血治疗皆特效。

二、结膜炎

太阳　　耳尖

（一）穴位解析

1. 太阳

【位置】位于颞窝中，外眼角后上方，当眉梢与目外眦之间，向后约 1 横指凹陷处，左右侧各一穴。（附图 13）

【针法】针刺患侧，向内斜刺 0.5~1 寸，用捻转泻法，得气后留针 15~20 分钟，每隔 5 分钟捻转 1 次，出针后挤出血液数滴，或以三棱针点刺出血，效果更好。

【解析】太阳穴为经外奇穴，还是足少阳经和足阳明经的交会之处，又因为手太阳经和手少阳经脉皆经过眼周，在太阳穴刺血，可祛风散热、清头明目，治疗结膜炎效果很好。

2. 耳尖

【位置】折耳向前，耳郭上方的尖端处。（附图 58）

【针法】先按摩患侧耳尖，使之充血。然后消毒，用三棱针点刺出血，或用医用采血片，在耳轮外缘最高点轻轻点刺出血。挤出血 3~5 滴或待血挤不出为止，隔日 1 次。

【解析】在耳尖刺血，可治疗眼睛周围以及太阳经、少阳经两条经脉循行所过部位的疾病，在耳点刺血有清热祛邪、活血通络的功效。

（二）对针理论及发挥

此为两个刺血特效穴组成的对针。耳尖穴处有太阳经及少阳经经过，因此在耳尖点刺能治疗眼部疾病。太阳穴是经外奇穴，为足少阳经及足阳明经交会之处，又因为手太阳经及手少阳经脉分布在眼睛周围，所以针刺太阳穴有疏风散热、清火明目的作用，刺血效果尤佳。

三、溢泪

木穴　　睛明

（一）穴位解析

1. 木穴（董氏奇穴）

【位置】在掌面食指内侧，靠近食指及中指缝一侧，位于阴掌食指第 1 节 D 在线，共有 2 处。（附图 37）

【针法】直刺，针刺深度 2~3 分。

【解析】

（1）木穴是手掌上的常用穴位。对于干眼症、流泪过多、手心出汗、感冒、手掌皮肤硬化均有效。

（2）木穴主治原理为"大肠主津"，大肠与肝脏腑别通，肝开窍于目，故本穴治疗流泪过多有效。

2. 睛明

【位置】在面部，目内眦角稍上方凹陷处。（附图 14）

【针法】取仰卧或端坐位，让患者头后仰，医生用手指将眼球稍推向外侧，使眼眶内缘有一凹陷，毫针针尖沿眼眶内缘凹陷处缓慢刺入 0.5~1.5 寸深，不提插、不捻转，迅速出针，出针后压迫局部 2~3 分钟，防止出血。每周可针刺 2 次。进针时如针下有阻碍或有痛感时，要立即退针，稍改变方向（否则可能刺伤血管）。由于眼内缘睑内侧韧带中有内眦动脉、内眦静脉，深层上方有眼动脉、眼静脉，因此要选择针身挺直，针尖锋利（无钩刺）的毫针。

【解析】

（1）睛明穴是治疗眼病的有效穴位，可调节眼周气血循环，亦可疏通泪管。

（2）睛明穴也是膀胱经起始的第 1 个穴位，功能祛风通络，治疗眼部疾病非常有效。

（3）针刺睛明穴时手法应尽量轻柔，避免出现血肿。

（二）对针理论及发挥

这是远近特效穴合用组成的对穴。肝开窍于眼，木穴透过大肠和肝脏腑别通，故能治眼病，另"大肠主津"，因此本穴治疗流泪过多有效。睛明穴是治疗眼病的有效穴位，可以调节眼周气血循环，亦可疏通泪管。木穴及睛明穴单独应用皆有特效，合用效果更快、更好。

第三节 耳部病证

一、耳鸣

风市　中渚

（一）穴位解析

1. 风市

【位置】在大腿外侧部的中线上，当腘横纹上 7 寸，或直立垂手时，中指尖处。约在中渎穴上 2 寸处。（附图 28）

【针法】从股外侧向后内刺入，针尖朝上，针刺深度 0.8~1 寸，针刺时若针感沿胆经上传则效果更佳。留针 30 分钟。

【解析】

（1）从风市穴的穴名可以看出，此穴有镇静安神的作用，对各种类型的疼痛、抽搐、荨麻疹都有效果。

（2）少阳经绕耳 1 周，并入耳，故本穴治疗耳鸣有特效，对于耳聋也有一些效果。

2. 中渚

【位置】在手背部，当环指本节（掌指关节）的后方，第 4、第 5 掌骨间凹陷处。液门上约 1 寸处。（附图 23）

【针法】握拳取穴，直刺，从背侧面向掌侧面刺入。针刺深度 3~5 分。

【解析】

（1）中渚穴是手少阳三焦经上的输穴，五行属木，根据"荥输治外经"理论，中渚穴可用于治疗少阳经循行部位的疾病。少阳经绕耳入耳，中渚穴可治疗目、耳、喉、头等部位的郁热。

（2）临床上，中渚穴可用于治疗耳鸣、听力下降、中耳炎（中耳感染）、头晕、眼红、咽喉肿痛、偏头痛等疾病。

（3）由于三焦与肾脏腑别通，故本穴能补肾虚，对于老年性耳鸣，一般针刺后即刻见效。

（二）对针理论及发挥

此为"手足同名经"效穴组成的特效对穴。手足少阳经相通，中渚穴是治疗五官疾病的要穴，风市是治疗耳鸣的特效验穴，两穴合用，效果较好。笔者用此对穴治疗很多耳鸣、重听患者，效果较好，称为"耳鸣二针"。

笔者按：针刺时加耳旁之听会穴做牵引效果更佳，这是治疗耳鸣的最佳组合。

二、中耳炎

制污穴　听宫

（一）穴位解析

1. 制污穴（董氏奇穴）

【位置】董氏奇穴：制污穴位于大指背中央线上，共计三穴，取穴采用四分点法。（附图39）

【针法】本穴处容易充血出血，用医用采血片刺出黑血，一穴足以，效果更好。

【解析】

（1）制污穴位于肺经，可治疗皮肤病。其所在位置与井穴相近，适合用刺血之法，是治疗中耳炎、带状疱疹、内部脓肿的有效穴位。

（2）维杰新制污穴仅刺血一针（制污穴原由三个穴位组成），疗效更好，盖第1指节皆属于井穴范围，第2指节以下属于荥穴范围，在此处刺血则井荥并治，肺属金主皮肤，井能开窍，荥穴属火应心，"诸痛痒疮，皆属于心"，所以制污穴治疗脓性炎症有效。

（3）制污穴能调营卫气血。根据笔者经验，一般治疗溃疡如果不便刺血时，可用麦冬养荣汤，此方是清代名医唐宗海创制，能治气血，调和营卫，治疗难以愈合的伤口，确有良效。制污穴针方对应麦冬养荣汤。

2. 听宫

【位置】在面部，耳屏前，下颌骨髁状突的后方，张口时呈凹陷处。（附图13）

【针法】直刺，从前外侧向后内侧，针刺3~5分。

【解析】

（1）听宫穴位于手太阳经，也是手足少阳经的交会之处，功能开窍清热。

（2）根据经络循行，针刺听宫穴可治疗听力下降、耳鸣、中耳炎等。

（二）对针理论及发挥

这是特效穴配合局部牵引组成的特效对针。制污穴位于井穴、荥穴之间，井穴能开窍，荥穴属火应心，"诸痛痒疮，皆属于心"，针刺制污穴能调和营卫，配合耳旁之听宫穴作为牵引针，治疗中耳炎效果很好。制污穴配听宫穴称为"聤耳二针"。

第四节　鼻部病证

一、鼻塞

门金穴　　迎香

（一）穴位解析

1. 门金穴（董氏奇穴）

【位置】门金穴在第 2 跖骨与第 3 跖骨连接部之直前陷中，即胃经陷谷穴后骨前陷中。（附图 51）

【针法】针刺深度 0.5~1 寸。针入得气后，嘱患者深呼吸几次。留针 30 分钟，每 10 分钟捻针 1 次，捻针时嘱患者深呼吸几次。

【解析】

（1）门金的位置与胃经输穴相邻。穴名中的"金"指"肺、大肠"和"气"的功能。金者肺也，所以针刺本穴可升调气机。

（2）胃经循行经过鼻，故针刺本穴治疗鼻塞有效，本穴还可以治疗鼻痛、鼻炎等病。

2. 迎香

【位置】在面部，鼻翼外缘中点旁，当鼻唇沟中。（附图 5）

【针法】取双侧穴位。先直刺迎香穴皮下，再沿鼻唇沟向内上横刺，进针约 1 寸，得气后施以捻转手法，中刺激，留针 30 分钟。本法刺激性较强，一般针刺后即可缓解症状，改善鼻部通气功能。

【解析】历代诸医家皆认为本穴是治疗鼻病之要穴，对于各种鼻炎皆有效果。《铜人腧穴针灸图经》中说："迎香：治鼻有息肉，不闻香臭，衄血……"《针灸大成》中说："迎香：主鼻塞不闻香臭……"迎香治鼻病、嗅觉不敏、鼻塞不闻香臭极效。

（二）对针理论及发挥

这是手足阳明经特效穴远近合用组成的对针。手足阳明经皆通于鼻，门金在输穴位置，太极全息对应五官，是治疗五官病的要穴，又能补气理气。迎香在鼻旁，为治疗鼻病要穴，可作为门金之牵引针，两穴合用治疗鼻塞不通确有特效。门金穴配迎香穴称为"鼻塞二针"。

笔者按：木穴为治疗鼻塞之特效穴，以门金或迎香配木穴治疗鼻塞亦为特效对针。木穴当掌面食指内侧，距中央线 2 分之直线上，取穴采用三分点法，上穴距第二节横纹三分三，下穴距第二节横纹六分六，共 2 穴，笔者一般只取下木穴。针刺时，针刺深度 2~3 分。针入得气后，嘱患者深呼吸几次。留针 30 分钟，每 10 分钟捻针 1 次，捻针时仍嘱患者深呼吸几次。

二、鼻炎

合谷　　太冲

（一）穴位解析

1. 合谷

【位置】在手背，第 1、第 2 掌骨间，当第 2 掌骨桡侧的中点处。（附图 2）

【针法】直刺，针尖偏向第 2 掌骨上方。针刺 0.5~1 寸。针刺得气后，嘱患者深呼吸几次。留针 30 分钟，每 10 分钟捻针 1 次，捻针时嘱患者深呼吸几次。

【解析】

（1）合谷穴是大肠经原穴，大肠经之支脉从缺盆上入颈，通过颈部入下齿龈，回绕上唇，在人中交会，左至右，右至左，上夹鼻孔，再与足阳明胃经交会，通过这个经络关系，整个头面皆为其治疗所及，因此合谷是治疗牙齿、眼睛、鼻子、喉咙等部位疾病的有效穴位。所以说"面口合谷收"。

（2）从经络关系来看，大肠经与肺经相表里，合谷是治疗鼻窦炎、鼻炎的常用穴位。

（3）合谷与太冲同用称为"四关穴"，两者分别为阴阳经上的"原穴"，可通阴阳。笔者在临床中，经常将两穴合用治疗鼻息肉、鼻塞、鼻水倒流等。

2. 太冲

【位置】在足背侧，当第 1 跖骨间隙的后方凹陷处，距行间穴后 1 寸处。（附图 31）

【针法】针刺深度 0.5~1 寸。针刺得气后，嘱患者深呼吸几次。留针 30 分钟，每 10 分钟捻针 1 次，捻针时仍嘱患者深呼吸几次。

【解析】太冲是肝经输穴和原穴。肝经循行至鼻咽部，经过咽喉及鼻内道，故针刺本穴可治疗鼻炎、鼻衄等鼻病。

（二）对针理论及发挥

此为循经内外合治组成的对针。合谷为大肠经原穴，理气作用甚好，且大肠经循行至鼻旁。太冲为肝经原穴，肝经循行鼻咽内部。两穴结合，内外并治，治疗鼻炎甚效。合谷穴配太冲穴称为"鼻炎二针"。

三、鼻衄

行间　　虎口

（一）穴位解析

1. 行间

【位置】在足背侧，当第1、第2趾间，趾蹼缘的后方赤白肉际处。（附图31）

【针法】用毫针斜刺1寸许，强刺激1分钟。右鼻出血者针左足，左鼻出血者针右足。两鼻孔出血者针刺两足。留针5~15分钟。

【解析】

（1）流鼻血通常是因肺胃有热或木火刑金引起。行间是肝经上的荥火穴，有清虚热、滋阴血之功效。

（2）行间属火，火为木之子，根据"实则泻其子"原则，凡肝之实热证，皆可针刺行间穴治疗。以泻法行针，可平降肝气，引火下行而止鼻血，结合《黄帝内经》中"病在上者取之下，病在下者取之上，病在左者取之右，病在右者取之左，盛则泻之"的治疗原则。一般在行针操作1~3分钟后，鼻血可止。

2. 虎口

【位置】位于第1、第2掌骨之间，于指蹼中点上方赤白肉际处（合谷前1寸）。（附图2）

【针法】毫针刺法。"左病刺右，右病刺左"，双鼻孔出血可取双侧虎口穴。针刺时斜向合谷方向刺0.5~0.8寸深，施平补平泻手法以得气为度，留针15分钟，每5分钟行针1次。每日1次，3次为1个疗程。

【解析】

（1）虎口穴为经外奇穴。本穴是手太阴肺经与手阳明大肠经交会之处。针刺本穴可清泄太阴经、阳明经之热邪。

（2）虎口也是董氏奇穴肝叉穴所在的地方。肝藏血，故本穴治疗鼻衄有效。

（二）对针理论及发挥

此为循经内外上下合治组成的特效对针。行间为肝经穴位，肝经循行鼻咽内部，且肝藏血，故能治鼻病。虎口临近大肠经，可治疗鼻外部疾病，虎口透过大肠与肝通，亦能治疗鼻内部疾病。两穴合用，治疗鼻衄甚效。

迎香　　合谷

（一）穴位解析

1. 合谷

【位置】在手背，第1、第2掌骨间，当第2掌骨桡侧的中点处。手平伸，使患者五指并拢，在歧骨间肌肉隆起之最高点处取穴。（附图2）

【针法】直刺，针尖偏向第2掌骨上方。针刺深度5~8分。待有强烈麻、胀、酸针感且向手指、肘、肩部放射为佳。留针30分钟，每5~10分钟运针1次。

【解析】

（1）合谷是手阳明经的原穴，有调控大肠经气的功能。

（2）此外，大肠经之支脉从缺盆上入颈，通过颈部入下齿龈，回绕上唇，在人中交会，左至右，右至左，上挟鼻孔。故用泻法针刺合谷可治疗肺、胃经有热导致的鼻衄。

2. 迎香

【位置】在面部，鼻翼外缘中点旁开5分，当鼻唇沟中。（附图5）

【针法】先刺患侧，针刺时毫针针尖向内上方斜刺3~5分。疗效欠佳时，可加刺健侧迎香穴。得气后施以捻转手法，中刺激。留针15分钟（大量出血者可留针30分钟）。留针期间应每隔3~5分钟行针1次。对于慢性反复出血者每日针1次，急性大出血者可每隔1~2小时针1次，直至痊愈。

【解析】

（1）迎香穴位于大肠经，大肠经与肺经表里相通。针刺迎香可治疗肺经与大肠经之疾患。

（2）迎香穴紧邻鼻旁，可治疗鼻部疾病。针刺迎香可治疗肺火、胃火旺盛引起的鼻衄。《铜人腧穴针灸图经》中说："迎香，治鼻有息肉，不闻香臭，衄血……"笔者在临床上也针刺迎香穴治疗鼻息肉、失去嗅觉、鼻衄等，一般来说多取患侧穴位。

（二）对针理论及发挥

此为循经远近合治组成的特效对针。合谷是手阳明经的原穴，有调控大肠经气的功能，下有合谷脉，故又可调和营卫。大肠经循行至鼻旁，根据"经络所至，主治所及"，所以迎香能治疗鼻衄。两穴合用治疗鼻衄甚效。

第五节　口部病证

一、咀嚼肌痉挛

陷谷　　火主穴

（一）穴位解析

1. 陷谷

【位置】在足第 2 趾外方直上，足第 2、第 3 跖骨结合部前凹陷中。（附图 9）

【针法】向足心刺或直刺亦可，针刺深度 1 寸。若一侧痛，则针对侧（即健侧），双侧痛，则双侧陷谷均针，针入后，令患者练习张口，尽量张大，留针 30 分钟，每 5~10 分钟捻针 1 次。并嘱患者每隔几分钟即练习张口。

【解析】

（1）陷谷是胃经的输穴。胃经循行"循颐后下廉，出大迎，循颊车，上耳前，过客主人，循发际，至额颅"，从此经络循行途径可看出"颐""颊"皆为胃经循行所过之处。

（2）陷谷是胃经的输穴，五行属木。输穴主治"体重节痛"，故陷谷可治疗身体沉重和疼痛。陷谷又是土经的木穴，因此可治疗胃经循行沿线上的痉挛症，治疗面部咀嚼肌痉挛甚效。

（3）陷谷穴向后之骨前陷中即为门金穴，门金穴兼有土木之性，贴骨进针可治疗肌肉、筋骨疾病。

2. 火主穴（董氏奇穴）

【位置】在肝经太冲穴后之骨陷中，当第 1 跖骨与第 2 跖骨骨间腔中，即在太冲穴后 5 分贴骨处。（附图 51）

【针法】自上向下直刺，针刺深度 0.5~1 寸。针入后，令患者练习张口，尽量张大口，留针 30 分钟，每 5~10 分钟捻针 1 次。并嘱患者每隔几分钟即练习张口动作。

【解析】

（1）火主穴位于肝经，肝主筋，贴骨下针应肾，本穴可治疗肌肉、筋骨疾病。

（2）颞颌关节紊乱，张口困难，与筋肌和骨骼有关。肝经绕口腔 1 周，故本穴可治疗咀嚼肌痉挛。

（二）对针理论及发挥

这是五行及全息对应组成的特效对针。门金穴兼土木水三性，火主亦兼土木水三性，两穴合用，筋、骨、肉皆治。门金穴及火主穴经络及太极全息对应五官，合用治疗咀嚼肌痉挛、口难张开甚效，称为"口紧二针"或"颞颌二针"。笔者用此对针治疗数十例咀嚼肌痉挛患者，皆很快见效。

二、口腔溃疡

液门　大陵

（一）穴位解析

1. 液门

【位置】在手背部，当第4、第5指间，指蹼缘后方赤白肉际处。（附图23）

【针法】握拳，从手背第4、第5指缝尖上方处取穴，避开可见浅静脉，用毫针顺掌骨间隙刺入0.5~1寸，捻转数次，以得气为度。留针30分钟，每10分钟运针1次。

【解析】液门穴是手少阳三焦经的荥穴，荥主身热，针刺液门可治疗三焦经之热证。根据笔者经验，该穴可治疗中、上焦壅热引起的五官咽喉之疾（《医宗金鉴》《百症赋》），如口腔炎、舌炎、口腔黏膜溃疡等。

2. 大陵

【位置】在腕掌横纹的中点处，当掌长肌腱与桡侧腕屈肌腱之间。（附图22）

【针法】直刺，从掌侧面向背侧面刺入，深度3~5分。留针30分钟，每10分钟运针1次。

【解析】

（1）大陵是心包经的子穴，根据"实则泻其子"的原则，大陵可治疗心包经的实证。泻此穴可清热泻火、安神定志。心火炽盛可导致胃火上炎，轻者造成口腔溃疡、口臭，重者出现口疮、舌疮。针刺大陵可以降心包之火，进而泻心火、胃火。

（2）大陵穴为火经土穴，可心脾两治，口疮多因思虑过度或心脾两虚所致，针刺本穴能治疗口疮。

（3）在《玉龙歌》《玉龙赋》《胜玉歌》中都提及大陵可治疗口臭。临床上大陵与人中穴并用，效果更佳。

（二）对针理论及发挥

此为经络（三焦、心包、脾胃）及五行穴位组成的特效对针。液门穴是手少阳三焦经的荥穴，荥主身热，该穴可治疗中、上焦壅热引起的五官咽喉之疾。大陵是心包经上的子穴，根据"实则泻其子"的原则，大陵可以清热泻火，大陵又透过心包与胃脏腑别通，可以清胃火。两穴合用，可治疗胃火及心火引起的口腔溃疡。若以三叉三穴代液门效果更佳，当针至少府（心经荥穴）时清火效果更好。大陵配液门穴称为"口疮二针"。

第六节　咽部病证

一、咽炎

液门　　鱼际

（一）穴位解析

1. 液门

【位置】在手背部，当第4、第5指间，指蹼缘后方赤白肉际处。（附图23）

【针法】用毫针顺掌骨间隙刺入0.5~1寸，进针时避开可见浅静脉，待得气后用平补平泻法，留针45分钟，每15分钟运针1次。

【解析】

（1）液门为荥穴，全息对应头面、眼、鼻、喉等，是治疗咽喉疾病的有效穴位。

（2）液门善于清火，善治五官之炎症，是治疗五官病的常用穴位。

2. 鱼际

【位置】在手拇指本节（第1掌指关节）后凹陷处，约当第1掌骨中点桡侧，赤白肉际处。（附图1）

【针法】仰掌取穴。针刺时，针尖微斜向掌内刺入。针刺深度5分。捻针时，令患者吞咽唾液，动引其气，与液门之气在喉部交应，即可止喉痛。留针45分钟，中间每15分钟运针1次。

【解析】

（1）鱼际是肺经的荥穴，五行属火。"荥主身热"，针鱼际穴能清热泻火，可治疗咽喉肿痛、急性扁桃体炎等实热郁肺所致的疾病。

（2）鱼际自古以来就是治疗喉病的经验效穴，如喉咙灼热疼痛、口干口渴等，皆可用鱼际治之。《针灸甲乙经》中云："喉中焦干渴，鱼际主之。"《百症赋》中曰："喉痛兮，液门鱼际去疗。"

（二）对针理论及发挥

此为经络、全息、五行组成的特效对针。液门全息对应头面、眼、鼻、喉等，又为三焦经荥穴，善于清火，对五官炎症疾病有效。鱼际是肺经的荥穴，能清热泻火，素为治疗喉病的经验穴。两穴合用治疗喉痛甚效。据笔者经验，治疗喉部疾病时不必双手四穴皆针，针左手鱼际可配右手液门，针右手鱼际配左手液门。两边各针一穴即可，捻针时，双手齐捻，并令患者吞咽唾液，动引其气，两穴之气，在喉部交应，针刺可立止喉痛。液门配鱼际称为"喉痛二针"或"咽炎二针"。

二、扁桃体炎

少商　　商阳

（一）穴位解析

1. 少商

【位置】在手拇指末节桡侧，距指甲角 0.1 寸（指寸）。（附图 1）

【针法】消毒穴位后，捏紧拇指，先使其充血，另一手持三棱针（或采血片）对准穴位快速刺入，就会自然出血。待出血 3~5 滴，血由暗红变淡为宜。

【解析】

（1）急性扁桃体炎是由于热毒壅肺所致。在少商用三棱针刺血治疗咽喉肿痛非常有效。

（2）少商是治疗急性扁桃体炎的有效穴位。《玉龙歌》中云："乳蛾之证少人医，必用金针疾始除，如若少商出血后，即时安稳免灾危。"《针灸大成》中说："主颔肿喉闭……小儿乳蛾。"《医宗金鉴》中说："少商惟针双蛾痹，血出喉开功最奇。"

2. 商阳

【位置】在手食指末节桡侧，距指甲角 0.1 寸（指寸）。（附图 2）

【针法】斜刺，针尖略向上方刺入。针深度约 1 分，刺血法同少商。

【解析】手阳明大肠经经别上行喉咙，且大肠经与肺经相表里，故针刺商阳能宣肺解表、清热利咽。在商阳穴处点刺出血，治疗咽喉肿痛有特效。

（二）对针理论及发挥

此为相关经络井穴组成的特效对针。急性扁桃体炎是由于热毒壅肺所致。少商治疗咽喉肿痛非常有效。大肠经与肺经相表里，商阳穴具有清热利咽的作用，在少商及商阳用三棱针刺血，有特殊功效。商阳穴配少商称为"扁桃体二针"。

三、梅核气

间使　　太冲

（一）穴位解析

1. 间使

【位置】在前臂掌侧，当曲泽与大陵的连线上，腕横纹上 3 寸，掌长肌腱与桡侧腕屈肌腱之间。（附图 22）

【针法】仰掌取穴。直刺，从掌侧面向背侧面刺入。针刺深度 5~8 分。进针后嘱患者吞咽口水动引其气 1 分钟。留针 30 分钟，每 10 分钟捻针 1 次，并嘱患者继续吞咽口水动引其气 1 分钟。

【解析】

（1）间使为经穴，位于心包经，五行属金。所谓"病变于音者取之经"，经穴可用于治疗与声音变化有关的疾病，如舌、咽喉等病变。

（2）间使也是十三鬼穴之一，临床上可用于治疗心血瘀阻、心神不宁所致的病证，包括梅核气等与情绪有关的病证。

（3）根据笔者临床经验，梅核气可用行气化痰的药方如半夏厚朴汤治疗，心包经亦主痰，针刺心包经穴位可以治疗痰气交阻的情志疾病。

（4）临床上常用间使治疗咽喉哽塞、发不出声、咽喉卡滞等病变。《备急千金要方》云："间使主嗌中如扼。"《外台秘要》中亦说："间使主喑不解语，咽中哽。"

2. 太冲

【位置】在足背侧，当第 1、第 2 跖骨间隙的后方凹陷处。（附图 31）

【针法】取双侧太冲穴，针刺深度 0.5~1 寸。进针后嘱患者吞咽口水动引其气 1 分钟。留针 30 分钟，每 10 分钟捻针 1 次，并嘱患者继续吞咽口水动引其气 1 分钟。

【解析】

（1）太冲是治疗喉咙疾病的有效穴位。梅核气多因肝郁克脾，脾虚生痰湿，痰气郁结所致，本穴可治疗痰气阻隔胸膈喉部的疾病。

（2）太冲是肝经的输穴，五行属土，能治疗肝脾不和、情志不舒所致之病，故治疗梅核气甚效。

（二）对针理论及发挥

此为经络、五行（五输穴）组成的特效对针。间使为心包经经金穴，善治与声音变化有关的疾病，亦善治精神方面疾病。太冲是肝经的输穴，五行属土，且肝经循行经过喉咙内部。两穴合用治疗梅核气甚效。

第十一章　皮肤、外科病证

一、皮肤瘙痒症

耳尖　少府

（一）穴位解析

1. 耳尖

【位置】折耳向前，耳郭上方的尖端处。（附图 58）

【针法】先按摩患侧耳尖，使之充血，然后消毒，用三棱针或医用采血片，在耳轮之外缘最高点轻轻点刺出血，挤出血 3~5 滴，或待血挤不出为止，隔日 1 次。

【解析】由于太阳经循行入耳，少阳经循行绕耳 1 周，且太阳主表，少阳主风，所以刺血耳尖穴能治疗表证和风病，如感冒、发热、扁桃体炎及扁桃体肥大、皮肤瘙痒等均非常有效。

2. 少府

【位置】在手掌面，第 4、第 5 掌骨之间，握拳时，当小指尖处。（附图 22）

【针法】手心向上。针刺深度 3~5 分。用平补平泻法，留针 30 分钟，每 10 分钟运针 1 次。

【解析】

（1）心经之少府（火）穴是荥穴（火），为火中之火，也就是真火穴，故本穴清火散热的作用非常强。

（2）此外，《黄帝内经》中说："病变于色者，取之荥。"当皮肤出现问题时，大多时候皮肤颜色会发生变化。针刺少府穴具有镇静和止痒的功效，一则《黄帝内经》中说"诸痛痒疮，皆属于心"，二则因本穴是荥穴又属火，故可以清解火热（许多皮肤瘙痒症都是由血热引起）。

（二）对针理论及发挥

此为经络及五行（五输穴）组成的特效对穴。太阳经循行入耳，少阳经循行绕耳 1 周，太阳主表，少阳主风，所以针刺耳尖穴能治疗表证和风病。心经之少府（火）穴，为荥火穴，为火中之火，也就是真火穴，清火散热作用极强，又"诸痛痒疮，皆属于心"，因此少府善治皮肤瘙痒症。两穴合用治疗皮肤瘙痒症甚效。

血海　　少府

（一）穴位解析

1. 血海

【位置】屈膝，在大腿内侧，髌底内侧端上2寸，当股四头肌内侧头的隆起处。（附图7）

【针法】直刺，从前向后刺入。针刺深度5分。

【解析】本穴又称血郄，是治疗各种血虚证的重要穴位，功能理血祛风清热，擅长治疗各种疮疡病，治疗各种因血热引起的皮肤病及老年性皮肤瘙痒症效果很好。

2. 少府

【位置】在手掌面，第4、第5掌骨之间，握拳时，当小指尖处。（附图22）

【针法】手心向上，针刺深度3~5分。用平补平泻法，留针30分钟，中间每10分钟运针1次。

【解析】

（1）心经之少府（火）穴是荥穴（火），为火中之火，也就是真火穴，故本穴清火散热之作用非常强。

（2）此外，《黄帝内经》中说："病变于色者，取之荥。"当皮肤出现问题时，大多时候皮肤颜色会发生变化。少府穴具有镇静和止痒的功效，一则《黄帝内经》中说"诸痛痒疮，皆属于心"，二则因本穴是荥穴又属火，故可以清解火热（许多皮肤瘙痒症都是由血热引起）。

（二）对针理论及发挥

此为五输穴（荥穴清热）配理血清血效穴组成的特效对针。血海为总治各种血疾之要穴，可治疗各类因血热引起的皮肤病及老年性皮肤瘙痒症。少府为火（心经属火）中之火，为真火穴，清火散热之功很强，治疗皮肤瘙痒症甚效。两穴合用为治疗皮肤瘙痒症的特效对针。

二、荨麻疹

曲池　　血海

（一）穴位解析

1. 曲池

【位置】在肘横纹外侧端，屈肘，当尺泽与肱骨外上髁连线中点。（附图4）

【针法】直刺，从上向下。针刺深度 0.5~1 寸。捻转进针，中度刺激，得气后（有针感后）留针 30 分钟，每 10 分钟捻针 1 分钟。

【解析】此穴为手阳明大肠经之合穴，阳明经多气多血，基于"肺与大肠相表里"和"合治腑病"的理论，本穴有疏风清热、疏通经络、调和气血的作用，是治疗全身皮肤病的要穴，治疗荨麻疹甚效。

2. 血海

【位置】屈膝，在大腿内侧，髌底内侧端上 2 寸，当股四头肌内侧头的隆起处。（附图 7）

【针法】用毫针略向上斜刺，进针 1~1.5 寸。得气后施以捻转手法，强刺激，留针 30 分钟，每 10 分钟捻针 1 次，隔日针 1 次。

【解析】本穴是气血交会之处，为治疗血病之要穴，且善于理血祛风、清除血热，可治疗各类疮疡，如湿疮、老年皮肤瘙痒症等疾病。针刺本穴止痒效果非常迅速。

（二）对针理论及发挥

此为两个理血祛风止痒之效穴组成的对穴。曲池通过"肺与大肠表里"及"合治腑病"的理论，有疏风清热、疏通经络、调和气血的作用。曲池和血海皆为治疗各类疮疡的要穴。两穴合用止痒效果非常迅速，为治疗荨麻疹之特效对针。曲池配血海称为"风疹二针"。

血海　　百虫窝

（一）穴位解析

1. 血海

【位置】屈膝，在大腿内侧，髌底内侧端上 2 寸，当股四头肌内侧头的隆起处。（附图 7）

【针法】用毫针略向上斜刺，进针 1~1.5 寸。得气后施以捻转手法，强刺激。留针 30 分钟，每 10 分钟捻针 1 次，隔日针 1 次。

【解析】本穴是气血交会之处，为血病要穴，善于理血祛风、清除血热，可治疗各类疮疡，如湿疮、老年皮肤瘙痒症等。本穴止痒效果非常迅速。

2. 百虫窝

【位置】在血海穴上 1 寸处。（附图 7）

【针法】直刺，从前向后刺入。针刺深度 5 分。得气后施以捻转手法，强刺激。留针 30 分钟，每 10 分钟捻针 1 次，隔日针 1 次。

【解析】本穴属于经外奇穴，善治各类疮疡及皮肤瘙痒病，止痒效果较好。

（二）对穴理论及发挥

此为治疗皮肤瘙痒之有效穴位组成的特效对针，两穴合用能发挥更好的疗效，也是治疗荨麻疹的特效对针。

笔者按：神阙穴能补任脉之虚，在神阙穴处拔火罐能增强机体免疫功能，促进气血流畅，促使营卫运行，使新陈代谢旺盛。荨麻疹患者平日可在神阙穴处自行拔火罐，加强治疗效果。

三、面部痤疮

耳尖　　曲池

（一）穴位解析

1.耳尖

【位置】折耳向前，耳郭上方的尖端处。（附图58）

【针法】双侧取穴，在耳尖处揉搓数分钟使其充血，用三棱针或医用采血片划破耳尖皮肤，使血流出10滴左右，1次不愈者，间隔三四天后，再刺血复治。

【解析】

（1）耳尖穴是笔者最常用的穴位之一。耳尖穴点刺出血，能治疗多种病变。

（2）由于手足太阳经皆上循至耳，太阳主表，足太阳经与肺经相表里，肺主皮毛，故针刺耳尖穴对皮肤病有很好的治疗作用。

（3）一般来说，与耳尖相比，在耳背处刺血出血量更多些。不过，如果医者在耳背找不到明显的青紫静脉，可以针刺耳尖，在耳尖刺血不需要找到青紫静脉即可刺血。

2.曲池

【位置】在肘横纹外侧端，屈肘，当尺泽与肱骨外上髁连线中点。（附图4）

【针法】直刺，从上向下，针刺深度0.5~1寸。捻转进针，中度刺激，得气后留针30分钟，每10分钟捻针1分钟。

【解析】

（1）针刺曲池穴可治疗头面部疾病，并有疏散风热、清阳明经热之功效。

（2）曲池穴与合谷穴配伍，能治疗头、面、耳、眼、口、鼻部各种疾病。

（二）对针理论及发挥

此为经络及全息对应组成的特效对穴。耳尖是手足太阳经循行所过之处，又耳尖部位偏上，全息对应头面，因此耳尖穴治疗面部痤疮甚效，但治疗时以刺血为主。曲池穴在大肠经，大肠经循行至头面，且曲池全息正象为头点，曲池擅于治疗头面部疾病。两穴合用治疗面部痤疮特效。耳尖穴配曲池穴称为"痤疮二针"。

笔者按：耳背穴位于耳背部血管处，在耳尖下。针刺时选双侧耳背近耳尖处明显的静脉血管 1 条，揉搓 1~2 分钟使其充血，用三棱针或医用采血片划破选好的静脉血管，使血流出 10 滴左右，1 次不愈者，间隔三四天后可再刺血治疗。耳背穴是刺血的重要穴位。耳背部位偏上，与肺对应，因此善于治疗皮肤疾病。膀胱经向上循行至耳尖和耳背，膀胱与肺相通，这也是耳背穴治疗皮肤病的原因之一。笔者临证时发现若耳背有明显血管，刺血时出血量较耳尖多，效果也更好。耳背穴治疗面部皮肤病如痤疮、黄褐斑甚效。

四、神经性皮炎

耳尖　　通里

（一）穴位解析

1. 耳尖

【位置】折耳向前，耳郭上方的尖端处。（附图 58）

【针法】先按摩患侧耳尖，使之充血。然后用三棱针或医用采血片，在耳轮外缘最高点轻轻点刺出血。待血挤不出为止，隔日 1 次。

【解析】因为太阳经循行至耳上，少阳经循行绕耳周，太阳主表，少阳主风，故针刺耳尖能治疗表证及风证。耳尖也是治疗感冒、发热、扁桃体炎及扁桃体肥大、皮肤瘙痒症的有效穴位。

2. 通里

【位置】在前臂掌侧，当尺侧腕屈肌腱的桡侧缘，腕横纹上 1 寸。（附图 22）

【针法】用毫针刺入 0.5~1 寸，泻法，不留针。隔日针 1 次。

【解析】通里穴为手少阴心经之络穴，别走手太阳。《素问·至真要大论篇》中云："诸痛痒疮，皆属于心。"心主血脉，心火炽盛、血分有热多与心有关，故泻通里，可清心、安神、止痒。

（二）对针理论及发挥

此为经络及藏象主治结合组成的特效对针。由于太阳经循行至耳上，又少阳经循行绕耳，太阳主表，少阳主风，因此耳尖善治皮肤痒疹。通里穴为手少阴心经之络穴。耳尖穴配通里穴称为"神经性皮炎二针"。

笔者按：耳背穴刺血治疗痤疮、黄褐斑等面部皮肤病甚效。

五、带状疱疹

耳尖　制污穴

（一）穴位解析

1.耳尖

【位置】折耳向前，耳郭上方的尖端处。（附图58）

【针法】先按摩患侧耳尖，使之充血。然后用三棱针或医用采血片，在耳轮外缘最高点轻轻点刺出血，挤出血3~5滴，隔3日再刺1次。

【解析】因太阳经循行至耳上，少阳经环绕耳周，又太阳主表，少阳主风。带状疱疹皮损部位多出现在少阳经循行之处，故耳尖是治疗带状疱疹的有效穴位。

2.制污穴（董氏奇穴）

【位置】董氏奇穴：制污穴位于大指背中央在线，共计3穴，取穴采用四分点法。维杰新制污穴：制污穴位于大指背第1节与第2节之连接处。（附图39）

【针法】本穴处容易充血出血，用采血片刺出黑血，一穴即可，效果较好。

【解析】本穴接近少商穴，点刺出血可治疗中耳炎、带状疱疹等，效果较好。本穴位在肺经上，可以有效地治疗皮肤病，善治脓疡。

（二）对针理论及发挥

此为经络与特效穴组成的特效对针。耳尖与经络病变有关，太阳主表，少阳主风，制污穴在肺经上，可治疗皮肤病。两穴皆以刺血为主，治疗带状疱疹甚效。耳尖穴配制污穴称为"带状疱疹二针"。

六、痔疮

委中　承山

（一）穴位解析

1.委中

【位置】腘中央横纹动脉陷中，令人伏卧取之。（附图21）

【针法】于浅静脉上以三棱针速刺出血。

【解析】

（1）《灵枢·经别》指出："足太阳之正，别入于腘中，其一道下尻五寸，别入于肛。""经络所过，主治所及"，本经循行经过的地方即是本穴可治疗之处。

（2）痔疮为肛门静脉瘤，在委中刺血可以活血化瘀，使痔疮快速消散，为治疗痔疮第一效法。笔者数十年来在委中刺血，治愈多例痔疮患者，轻者治疗 1 次就可改善，较严重者一般也不超过 3 次。

2.承山

【位置】在小腿后面正中，委中与昆仑之间，委中穴下 8 寸处，或外踝尖上 8 寸处，当伸直小腿或足跟上提时腓肠肌肌腹下出现尖角凹陷处。（附图 16）

【针法】取双侧承山穴，向上斜刺 1.5~2 寸深。得气后施以提插捻转手法，强刺激，使针感向上传导，留针 30 分钟。每 10 分钟捻针 1 次，施提插捻转手法，强刺激，每日或隔日 1 次。

【解析】

（1）《灵枢·经别》指出："足太阳之正，别入于腘中，其一道下尻五寸，别入于肛。"承山穴就是在这条入于肛门膀胱经的经别上。

（2）承山穴在太极全息对应肛门，故治疗肛门疾病甚效。

（3）承山穴具有通经散结、清热止血的功效，是临床治疗痔疮的常用经验穴。

（4）无论是内痔、外痔，还是混合痔，都可针刺承山穴来治疗。其消肿止痛的效果又快又好，另外本穴也善于治疗其他肛门疾病，如肛裂、便血等。在本穴刺血，效果更好。

（二）对针理论及发挥

这是经络配合太极全息及活血效穴组成的特效对穴。"经络所过，主治所及"，委中及承山皆位于膀胱经上，委中刺血能活血散结，承山在太极全息对应肛门，两穴单用治疗痔疮即颇有效，两者合用效果更快。委中配承山穴称为"痔疮二针"。

七、多发性疖肿

疖肿最高点　　耳尖

（一）穴位解析

1.疖肿最高点

【位置】疖肿最高点（疖肿局部），以疖肿中心部为阿是穴。

【灸法】①艾条温灸法：用 1 根艾条置于疖肿上方温和灸，距离以患者自觉微烫为度。以疖肿最高点为中心，缓慢均匀地移动艾条，灸至疖肿及周围皮肤有明显红晕，皮温微烫为度，时间约 15 分钟，每日 1 次。②隔姜艾灸法：取陈艾绒，用手指捏成直径 0.6~0.8cm，高 1.2cm 的锥圆形艾炷。另切鲜姜成硬币厚度的薄片，用针在鲜姜片上戳几个小洞。医生在患处四周消毒后，将姜片放置在患处正中，上置艾炷，点火灸之，若灼痛甚可再垫一片姜片，每次灸 3~6 壮（每灸 2 壮，更换姜片1次）。以痛者灸至不痛，不痛者灸至知痛为度。

【解析】

（1）艾条温灸法：艾灸具有活血通络、祛瘀散结的功效。在患处使用艾条灸，可以扩张微血管，改善微循环，加速新陈代谢，增强抗病能力。对于脓未成者，用艾灸可促使脓消散，对于已经出现脓液者，用艾灸可帮助脓液吸收，加速脓液的成熟与排出。

（2）隔姜艾灸法：艾叶之辛温有散寒除湿、温经开结的作用，隔姜艾灸，可起到解毒通经开结的效果，能促进脓液吸收，使脓熟破溃。但注意颜面部不宜灸治。

2. 耳尖

【位置】折耳向前，耳郭上方的尖端处。（附图58）

【针法】先按摩患侧耳尖，使之充血，然后消毒，用三棱针或医用采血片，在耳轮之外缘最高点轻轻点刺出血，挤出血3~5滴或待血挤不出为止，隔日1次。

【解析】耳尖刺血治疗嘴唇、鼻部皮疹效果很好，因手足太阳经入耳，太阳主表，膀胱与肺脏腑别通，肺主皮毛，所以说耳尖擅长治疗皮肤病变。耳尖刺血具有清热解毒、活血散瘀之功效，且操作方法简单，但需要早期治疗。通常1次治疗即可减轻疼痛，三四次治疗就有很好的疗效。

（二）对针理论及发挥

此为灸法结合刺血组成的特效对针。用艾条灸患部，可扩张局部血管，改善局部微循环。隔姜艾灸，可起到解毒通经开结的作用，还能促进脓液吸收和脓熟破溃。注意颜面部不宜灸治，仅在耳尖穴刺血即可。疔肿灸高点配耳尖穴称为"疔肿二针"。

八、疔疮

疔疮起点、中间、终点　　委中

（一）穴位解析

1. 疔疮起点、中间、终点

【位置】疔疮的起点、中间、终点。

【针法】一般可用三棱针刺疔疮顶端，刺破出血，然后在疔疮之起点和中间点刺出血。

【解析】用三棱针在疔疮处刺破出血，能泻血中热毒，一般治疗1次即可痊愈。在疔疮处点刺出血，有活血消肿、开窍泄热、通经活络的作用。

2. 委中

【位置】在腘横纹中点，当股二头肌肌腱与半腱肌肌腱的中间。（附图21）

【针法】用三棱针刺患侧，若两侧生疗即刺两侧，使血自流或挤出血。

【解析】

（1）委中穴又名血郄，为血之郄穴，最擅治急证，具有泻热、急救、消肿作用。

（2）在委中放血，可引血下行，善治霍乱、痧疹、对口痈、疗毒等。用三棱针放出瘀血五六滴，就有很好的治疗效果。

（二）对针理论及发挥

此为患部刺血配合委中刺血组成的特效对针。委中为血之郄穴，在委中刺血可治疗急证，有泻热、急救、消肿的作用。两穴配合，治疗疗疮甚效。

九、阑尾炎

阑尾 四花中穴、四花外穴

（一）穴位解析

1. 阑尾

【位置】在小腿前侧上部，足三里穴下2寸，当犊鼻下5寸，胫骨前缘旁开一横指。（附图8）

【针法】取双侧穴位。用毫针直刺2~3寸，施提插捻转手法使之得气，采用较强刺激，以疼痛缓解为度。急性期，每日可针刺2~4次，一般留针60分钟，重者留针2小时，多捻针，待症状好转后逐步减少针刺数，缩短留针时间。

【解析】

（1）阑尾穴为阑尾炎反应穴，是治疗阑尾炎的特效穴，但越早治疗越好。施针的刺激强度和针感非常重要。针刺阑尾穴适用于阑尾炎早期阶段，如已形成脓肿或有穿孔，效果较差。

（2）治疗急腹症的基本原则为深针、强捻针、久留针。

2. 四花中穴、四花外穴（董氏奇穴）

【位置】四花中穴位于胃经条口穴上5分，四花外穴在四花中穴向外横开1.5寸。（附图54）

【针法】在四花中穴至四花外穴附近之青筋上用三棱针点刺，不必拘泥于穴位，出血即可见效。

【解析】

（1）四花中穴在胃经上，位于上巨虚（大肠经的下合穴）与下巨虚（小肠经的下合穴）之间，又在小腿上胃经的中点。因此，无论是从穴性还是从位置，本穴皆在中央，善治中焦脾胃病证。

（2）四花外穴靠近丰隆（痰会丰隆），针刺四花外穴可化痰。如果用三棱针放血，还可以活血化瘀。因此，四花外穴可以治疗痰证和血瘀证，即所有疑难杂症都可以使用。

（3）四花中、四花外穴一起刺血效果更好。操作时，只需要寻找青紫色静脉刺血，就有很好的疗效。

（二）对针理论及发挥

此为两个治疗阑尾炎的特效穴组成的特效对针。阑尾穴为阑尾炎反应穴，针刺阑尾穴宜深针、强捻针、久留针。四花中、四花外穴以刺血为主。刺血配合针刺阑尾穴，对于急性单纯性阑尾炎和轻型化脓性阑尾炎有效（但对梗阻性阑尾炎疗效不佳）。阑尾穴配四花中、四花外穴称为"阑尾炎二针"。

十、湿疹

患处　　耳尖

（一）穴位解析

1. 患处

【位置】患处局部。

【针法】用梅花针在病变局部进行叩刺。中强刺激，以皮肤潮红为度，针刺后在局部拔火罐，隔日1次，7次为1个疗程。

【解析】用梅花针在皮表刺络可治疗湿疹，《素问·皮部论篇》中"皮部以经脉为纪""凡十二经络脉者，皮之部也"。十二经络的浮络在人体皮肤上都有相应的部位，刺激身体某一部位，可引起全身其他部位发生反应。这就是"以皮治皮"之法。

2. 耳尖

【位置】折耳向前，耳郭上方的尖端处。（附图58）

【针法】先按摩患侧耳尖，使之充血，消毒后用三棱针或医用采血片在耳轮外缘最高点处轻轻点刺出血，挤出血3~5滴或待血挤不出为止，隔日1次。

【解析】

（1）因为太阳经上行至耳，少阳经绕耳，加上太阳主表，少阳主风，所以耳尖刺血可治疗表证和风证。

（2）本穴刺血对于感冒、发热、扁桃体炎及扁桃体肥大、皮肤瘙痒等都非常有效，治疗湿疹亦有效。

（二）对针理论及发挥

此为梅花针配合三棱针点刺组成的特效对针。梅花针在皮表刺络可治疗湿疹，此为"以皮治皮"法。两者皆以点刺出血为主，操作方法简单，效果较好。

血海　　三叉三穴

（一）穴位解析

1. 血海

【位置】屈膝，在大腿内侧，髌底内侧端上 2 寸，当股四头肌内侧头的隆起处。（附图 7）

【针法】直刺，从前向后刺入。针刺深度 5 分。

【解析】

（1）血海又名血郄，是足太阴脾经脉气所发之处，为通治血病之要穴。

（2）本穴能调血清血、祛风清热，治疗各种疮疡非常有效，治疗各种因血热引起的皮肤病如老年性皮肤瘙痒，疗效显著。

③本穴在脾经上，功能健脾祛湿，治疗湿疹有很好的效果。

2. 三叉三穴（董氏奇穴）

【位置】握拳，在手背 4、第 5 指缝尖上方约 0.5cm 处，紧贴第 4 指。（附图 61）

【针法】用毫针顺掌骨间隙刺入 1.5~1.8 分，进针时避开可见浅静脉，以得气为度。平补平泻，留针 45 分钟，每 10 分钟运针 1 次。

【解析】

（1）在三叉三穴下针，可透过液门、后溪、中渚、中白（董氏奇穴）、下白（董氏奇穴）、腕顺一（董氏奇穴）、腕顺二（董氏奇穴）、少府穴。这一针所经过的穴位是诸穴之中最多的，经过荥穴、原穴、输穴，且本穴处肉多丰厚，与脾相应，故本穴能健脾、益气、祛湿。

（2）施针时，针身刚好在皮下，与肺相应，故而治湿疹有效。

（3）本穴深针可透至少府穴，少府为荥（火）穴，为火经之火穴，三叉三穴功同少府穴，也为真火穴。

（4）《黄帝内经》中说："诸痛痒疮，皆属于心。"湿疹发作时非常瘙痒，特别是情绪紧张时，可有阵发性剧痒。因此，三叉三透针至少府穴治疗湿疹有效。

（二）对针理论及发挥

湿性缠绵，且脾主湿，故治疗湿疹取健脾之穴位甚为重要。血海穴在脾经，能健脾祛湿，所以治疗湿疹有效，又血海名血郄，故能调血清血，为总治各种血疾之要穴，有祛风清热的作用，对于各类疮疡皆有疗效。三叉三穴能健脾益气祛湿，进针时紧贴皮下进针，与肺亦相应，为治疗皮肤痒疹之特效针，少府为心经（属火）之荥穴（属火），故三叉三穴透少府穴治疗湿疹特效。

十一、瘤病

合谷　　牵引针

（一）穴位解析

1. 合谷

【位置】在手背，第1、第2掌骨间，当第2掌骨桡侧的中点处。（附图2）

【针法】直刺，针尖偏向第2掌骨上方。针刺0.5~1寸。局部可有胀、麻感，向手指、肘、肩部放射为宜。

【解析】有一个唐代医案中说狄仁杰赴长安时，在路途中，曾为客栈老板治疗鼻肉瘤，肉瘤有拳头大小。据史书记载，狄仁杰在合谷下针之后，肉瘤就这样应手而落。有人认为这段记载是假的，但笔者师弟郭啸天父亲试用此法发现有效，笔者用合谷穴治疗许多脂肪瘤患者很有效。

2. 牵引针

牵引针即循经取穴，是配合合谷应用的：①治疗乳房囊肿针合谷、伏兔（阳明经）、太冲（厥阴经）。②治疗百会穴上长出的类似水瘤物，针合谷、太冲（肝经上巅顶）。③治疗子宫肌瘤，针合谷、双侧三阴交（妇科病配三阴交）。④治疗颈与下巴硬块，针列缺、照海（八脉交会穴）。⑤治疗腰肋侧肌瘤，针对侧阳陵泉。

（二）对针理论及发挥

合谷穴所在之处肌肉丰厚，功能调阳、理气，并有推动、温煦、气化作用，善治气病、阳病、皮肤病。合谷为原穴，能调节卫分之气，其下有三部九候之合谷脉，可调节营血，合谷调节营卫之功效相当于营卫返魂汤（王肯堂的营卫返魂汤，能顺气活血，治疗痰核疗效可靠），治疗肉瘤甚效。以合谷为主穴，配合牵引针做牵引，效果甚好。

笔者按：此对穴对于肉瘤、肌瘤、脂肪瘤、皮下囊肿、血管瘤、囊肿、血肿、无名肿块等效果较好，但对神经纤维瘤病和多发性肿瘤则效果较差。

第十二章　痛证

第一节　头面颈项痛

一、前头痛

公孙　　阴陵泉

（一）穴位解析

1.公孙

【位置】在足内侧缘，太白后1寸，当第1跖骨基底的前下方。（附图19）

【针法】正坐或仰卧取穴，针尖向脚掌心进针5~8分，针后嘱患者活动头部，对久病者可留针稍久，留针期间嘱患者每5分钟轻轻活动头部0.5~1分钟。

【解析】

（1）面部及前头属于阳明经，公孙为脾经络穴，脾经和胃经相表里，刺公孙可治疗脾胃两经病证，所以针刺公孙治前头痛有效。

（2）公孙在太极全息对应眉眼部，与太冲、陷谷在同一水平，三穴都能治疗头痛，因经络不同，治疗范围有所不同。

（3）笔者最常用本穴治疗眉骨、鼻骨及前头痛，止痛极速，皆有特效，公孙为八脉交会穴之一，通于冲脉，"冲为血海"，治疗血管性头痛有特效。

2.阴陵泉

【位置】在小腿内侧，当胫骨内侧髁后下方凹陷处。（附图11）

【针法】正坐垂足取穴或平卧取穴，直刺，从小腿内侧向外侧刺入，针入0.5~1寸。留针30分钟，每10分钟捻针1次，留针期间嘱患者每隔数分钟活动头部。

【解析】

（1）阴陵泉为脾经合穴，脾经、胃经相表里，且"合治内腑"，故针刺阴陵泉治疗前头痛、眉骨痛、鼻骨痛，效果极佳。

（2）本穴在小腿全息分布的最高点，与头面对应，这也是本穴治疗头痛有效的原因之一。

（二）对针理论及发挥

此为经络、特定穴（络穴治表里经）及太极全息对应组成的特效对针。前头痛疼痛部位以前额、眼眶为主。足阳明胃经循发际至额颅。足太阳膀胱经起于目内眦，上额交颠。足厥阴肝经与督脉交会于颠，连目系上出额。虽然胃经、膀胱经、督脉、肝经都与前额相关，但根据笔者经验不必每经都针。治疗前额痛，远取脾经（与胃经相表里）公孙或阴陵泉为佳，其次取手阳明经的三间。公孙配阴陵泉治疗头痛最为有效，称为"前头杨二针"。

二、偏头痛

足临泣　　陷谷

（一）穴位解析

1. 足临泣

【位置】在足背外侧，当第 4、第 5 趾间，趾蹼缘后方赤白肉际处。（附图 30）

【针法】健侧取穴。针刺 0.8~1 寸，针入后每隔数分钟活动头部，留针 30 分钟，每 10 分钟捻针 1 次，捻针时活动头部。

【解析】

（1）本穴为足少阳胆经之输穴，胆经循行于侧头，输穴止痛效果很好，所以针刺本穴治偏头痛甚效。本穴又为木经土穴，故治疗与胃有关、木土不和（肝脾不和）、情绪及压力所致之头痛，尤其有效。

（2）对于久病患者针刺时可稍偏后贴骨，所谓久病入肾，贴骨进针，与肾相应，疗效较好。

（3）本穴为八脉交会穴之一，通于带脉，能疏通经络，为治疗血管性头痛和神经性头痛的常用穴。

2. 陷谷

【位置】在足背，当第 2、第 3 跖骨结合部前方凹陷处。（附图 9）

【针法】向足心方向斜刺或直刺都可，针刺深度 1 寸。若一侧头痛，则针健侧，双侧头痛，则双侧均针。针入后，令患者活动或按摩太阳穴，可迅速止头痛，留针 30 分钟，每 10 分钟捻针 1 次，并按摩太阳穴或令患者自行活动头部。

【解析】

（1）胃经循行"出大迎，循颊车，上耳前，过客主人，循发际，至额颅"，太阳穴处为胃经循行所过之处。陷谷穴为胃经之输（木）穴，输主体重节痛，陷谷是治疗胃经循行部位疼痛的要穴。

（2）陷谷穴为木穴，有疏肝健脾的作用，对于肝郁气滞引起的头痛颇为有效。

（二）对针理论及发挥

此为循经及五输穴组成的特效对针。偏头痛患者头痛以耳部为中心，一般偏头痛可针刺手足少阳经穴位，但耳上角之偏头痛当针刺膀胱经穴位。偏头痛，近取太阳穴刺血最佳。偏于耳上之偏头痛，远取足临泣效果最好；偏于太阳穴之偏头痛，针刺陷谷及门金有效。足临泣配陷谷治疗偏头痛都有效，称为"偏头杨二针"。

笔者按：在足小趾四趾缝后有一大横筋，筋上两骨间是临泣，筋下是地五会。

丝竹空　风池

（一）穴位解析

1. 丝竹空

【位置】在面部，当眉梢凹陷处。（附图6）

【针法】取患侧丝竹空，直刺，针入3分，或从前向后沿皮向率谷穴方向透刺1~2寸。《玉龙歌》中说："偏正头风痛难医，丝竹金针亦可施，沿皮向后透率谷，一针两穴世间稀。"得气后，施以快速捻转手法，强刺激，使针感扩散至半边头部。留针20~30分钟，每10分钟捻针1次，并按摩痛处，或令患者自行活动头部，隔日1次。

【解析】

（1）丝竹空功能散风止痛，还能通调三焦气机，自古以来就是治疗头痛的要穴，丝竹空刺血效果更好。

（2）《通玄指要赋》中说："丝竹疗头痛难忍。"《得效应穴针法赋》中说："丝竹头痛不忍，应在风池。"丝竹空配合风池治疗头痛有包夹之势，两穴合用，疗效更佳。

2. 风池

【位置】在项部，当枕骨之下，与风府相平，胸锁乳突肌与斜方肌上端之间的凹陷处。（附图26）

【针法】取患侧风池，患者俯卧或俯趴于椅背上，斜刺，针尖朝向对侧眼窝方向，刺5~7分，每10分钟捻针1次，并按摩痛处。

【解析】

（1）风池在胆经，又为三焦经、阳维脉、阳跷脉之会穴，为治风要穴，擅长治疗头风（头痛及头晕），自古以来就是治疗偏正头痛的要穴，治疗"诸风掉眩"之症，如肢体动摇、头目眩晕等皆有疗效。

（2）本穴治疗各种头痛皆有显著疗效（《胜玉歌》《玉龙歌》《医宗金鉴》）。治疗偏头痛及枕神经痛，均能立即止痛，对于久病头痛患者针三五次即可达到不错的效果。

（二）对针理论及发挥

此为两个经验特效穴组成的特效对穴。丝竹空功能散风止痛，通调三焦气机，自古以来就是治头痛要穴（《通玄指要赋》《得效应穴针法赋》）。风池穴为治风之要穴，素为治疗偏正头痛之要穴（《胜玉歌》《玉龙歌》《医宗金鉴》）。笔者治疗偏头痛，近取一般以风池穴或丝竹空为主，若合用风池穴与丝竹空两穴，效果更快，可立止偏头痛，对于严重且疼痛范围大的偏头痛患者，针刺后两穴久留针，往往 1 次而愈。笔者一般取患侧穴位。

三、头顶痛

束骨　　太冲

（一）穴位解析

1. 束骨

【位置】在足外侧，足小趾本节（第 5 跖趾关节）的后方，赤白肉际处。（附图 9）

【针法】直刺 1 寸，针入后嘱患者每隔几分钟活动头部 1 次，以引针气，针刺后可立止头顶痛。留针 30 分钟，每隔 10 分钟捻针 1 次，捻针时嘱患者仍活动头部。

【解析】

（1）膀胱经上头顶，并贯入脑内，经络循行路线与头顶及脑部有关，束骨为输穴，输主体重节痛，故本穴治疗头顶痛甚效。

（2）本穴又为膀胱经（属水）之木穴，与肝同气相求，针刺本穴有补水润木之功。治疗头顶痛，从经络、五行来说，皆为特效。

2. 太冲

【位置】在足背侧，当第 1 跖骨间隙的后方凹陷处。《医宗金鉴》中称太冲穴为"从行间上行二寸许，足跗间动脉应手陷中"。取穴可从踇趾、次趾之间，循歧缝上压，压至尽处是穴，与董氏奇穴火主相合。（附图 31）

【针法】针入0.5寸，得气后嘱患者每隔数分钟稍微活动头部半分钟，以引针气，留针 30 分钟，每间隔 10 分钟捻针 1 次，捻针时嘱患者仍活动头部。

【解析】

（1）太冲为肝经原穴，因肝经"循喉咙之后，上入颃颡，连目系，上出额，与督脉会于颠"，故本穴可治疗头顶痛、颅内痛。

（2）本穴为输穴，输主体重节痛，治疗痛证疗效甚佳。

（3）如从太冲透涌泉，则有补水润木之功，疗效更佳。

（4）肝经与月经关系密切，针刺本穴治疗妇人行经时之头顶痛及其他头痛，效果尤佳，往往针一两次即愈。

（二）对针理论及发挥

此为循经及五输穴组成的特效对穴。历代医家多喜用涌泉穴治疗头顶痛，此为"取天顶对地门"之对应关系。亦有人认为头顶痛为厥阴头痛（肝经上行至头顶），足厥阴肝经与督脉交会于颠顶，所以可针太冲。笔者临床最常以束骨穴治疗头顶痛，因足太阳膀胱经上头顶，针刺束骨能补水润木，可立止头顶痛，用束骨配太冲治疗头顶痛，效果更好，称为"颠痛杨二针"。

四、后头痛

束骨　　后溪

（一）穴位解析

1. 束骨

【位置】在足外侧，足小趾本节（第5跖趾关节）的后方，赤白肉际处。（附图9）

【针法】直刺1寸，针入后嘱患者每隔几分钟就活动头部1次，以引针气，针刺后可立止头痛，留针30分钟，每隔10分钟捻针1次，捻针时活动头部。

【解析】

（1）后头为膀胱经及督脉循行所过之处，膀胱经夹督脉。《标幽赋》："泻络远针，头有病而脚上针。"远取束骨穴治疗后头痛特效。束骨为膀胱经之输穴，"输主体重节痛"，输穴是治痛证最常用的穴位，因此治疗本经所过之处的痛证皆有特效。

（2）本穴为膀胱经（水经）之木穴，针之有滋肝补肾之效，因此无论从经络、五行，还是从穴性来说，本穴都是治疗后头痛的特效穴。

2. 后溪

【位置】在手掌尺侧，微握拳，小指本节（第5掌指关节）后的远侧掌横纹头赤白肉际处。（附图12）

【针法】直刺，握拳，从外侧向内侧进针，针0.5~1寸。得气后嘱患者每隔数分钟活动头部1次，以引针气，针刺后可立止头痛，留针30分钟，每隔10分钟捻针1次，捻针时活动头部。

【解析】

（1）后溪为手太阳小肠经穴，由于手足太阳经相通，且经过后头两旁，本穴又为八脉交会穴之一，与督脉相通，督脉通过后头中央，因此本穴有治疗后头痛之效。

（2）本穴为输穴，输主体重节痛，因此本穴治疗头痛（头顶痛及后头痛）效果甚好。

（二）对针理论及发挥

此为循经及五输穴组成的特效对针。后头部两边以足太阳膀胱经为主，正中以督脉为主，所以说后头痛主要在太阳经和督脉。因膀胱经与督脉交会，故而针刺膀胱经之束骨穴治疗后头痛有效。笔者临床治疗后头痛最常用束骨穴，往往针刺后可立止头痛。束骨穴配后溪治疗后头痛特效，称为"后头杨二针"。

五、颅内痛

束骨　　太冲

（一）穴位解析

1. 束骨

【位置】在足外侧，足小趾本节（第5跖趾关节）的后方，赤白肉际处。（附图9）

【针法】双侧取穴，直刺1寸，针入后嘱患者每隔几分钟活动头部，以引针气，针刺后可立止颅内痛。留针30分钟，每隔10分钟捻针1次，捻针时活动头部。

【解析】

（1）膀胱经过头顶，并贯入脑内，头顶及脑部疼痛与膀胱经有关，束骨为输穴，输主体重节痛，治疗颅内痛甚效。

（2）本穴为膀胱经（属水）之木穴，穴性木与肝同气相求，针刺本穴有补肾滋肝之功。从经络、五行来说，本穴为治疗颅内痛之特效穴。

2. 太冲

【位置】在足背侧，当第1跖骨间隙的后方凹陷处。《医宗金鉴》中称太冲穴为"从行间上行二寸许，足跗间动脉应手陷中"。取穴可从踇趾、次趾之间，循歧缝上压，压至尽处是穴，与董氏奇穴火主相合。（附图31）

【针法】针入0.5寸，得气后嘱患者每隔数分钟活动头部半分钟，以引针气，针刺后可立止头痛，留针30分钟，每间隔10分钟捻针1次，捻针时活动头部。

【解析】

（1）太冲为肝经之原穴，针刺太冲治疗肝经病变疗效较佳。

（2）本穴为输穴，输主体重节痛，治疗痛证疗效甚佳。

（3）从太冲透涌泉，有补水润木之功，治疗肝经病变疗效较佳。

（二）对针理论及发挥

此为循经及五输穴组成的特效对针。颅内痛与下列经络有关：①督脉属脑。②足太阳膀胱经络脑。③足阳明胃经经别循目系，入络脑。④足厥阴肝经与督脉会于颠顶。因此督脉、肝经、膀胱经穴位都能治疗颅内痛。笔者治疗颅内痛常用束骨穴配太冲，取穴方便且甚为有效，称为"颅痛杨二针"。

六、偏正头痛

三叉三穴　　大白穴

（一）穴位解析

1. 三叉三穴（董氏奇穴）

【位置】在手背第 4、第 5 指指缝接合处偏于第 4 指下筋旁。（附图 61）

【针法】握拳取穴，避开可见浅静脉，沿筋下贴骨间隙进针 1~1.5 寸，局部可有酸、麻、重、胀感，有针感后嘱患者前后左右活动头部 1 分钟，留针 30 分钟，每 10 分钟捻转 1 次，再嘱患者活动头部 1 分钟。先刺一侧，多可见效，若无效则 10 分钟后加刺对侧三间或大白，头痛随即减轻或消失。

【解析】

（1）针刺本穴适用于感冒、鼻窦炎、神经衰弱、脑动脉硬化等引起的各种头痛。针刺本穴透液门穴治疗亦有疗效，盖液门穴是手少阳三焦经之荥穴，荥主热病及外感病，针刺荥穴能清热泻火、祛风定痛。

（2）本穴紧临液门穴，除有液门之效用外，针刺时贴筋就与肝及风相应，针刺时贴骨就与肾及寒相应，本穴针 1 寸可达中渚穴，中渚穴（属土）与脾及湿相应，故本穴也有中渚之效用。因此针刺三叉三穴治疗各种原因所致之头痛，效果显著，

（3）三叉三穴为董氏奇穴，纵三焦对应头点，故治疗头痛有效。

2. 大白穴（董氏奇穴）

【位置】在手背面，大指与食指叉骨间陷中，即第 1 掌骨与第 2 掌骨中间之凹陷处。大白穴即大肠经之三间穴，但紧贴骨缘下针。（附图 2）

【针法】握拳取穴，直刺 1 寸，从桡侧向尺侧刺入，针刺得气后，令患者左右前后活动头部，可立觉轻松。一般留针 30 分钟，每隔 10 分钟捻针 1 次，捻针时仍嘱患者活动头部 0.5~1 分钟。

【解析】

（1）大白为董氏奇穴，即三间穴再向前贴骨，紧邻三间穴，故而有三间穴之作用。三间为手阳明大肠经之输穴，输主体重节痛，为治疗痛证最常用之穴位，且

头为至高之位，多因风而患病，三间穴属木应风，故能治之。

（2）大白为大肠经穴，大肠与肝脏腑别通，故本穴亦能治风，因此大白穴是治疗头痛的特效穴，治疗头部痛证多能见效。

（3）中医学认为多年头痛患者多兼肾虚，本穴接近第2掌骨侧面，属全息点之头点，即横三焦头点，刺之治疗久病头痛效果尤佳。

（二）对针理论及发挥

此为太极全息互用组成的特效对穴。偏正头痛一般包括前头痛及偏头痛，也有人认为包括整个头痛，目前多以前者为是。对于偏正头痛，不要前头一针、后头一针、偏头一针……堆积取穴。笔者认为治疗偏正头痛大白、三叉三皆能治之，三叉三穴为纵三焦之头点，大白为横三焦之头点，两穴合用见效更快，两穴合用治疗五官各病甚效。大白、三叉三两穴合用称为"头痛杨二针"。

列缺　　风池

（一）穴位解析

1. 列缺

【位置】在前臂桡侧缘，桡骨茎突上方，腕横纹上1.5寸处。当肱桡肌与拇长展肌腱之间。或左右两手虎口交叉，一手之食指押在另一手桡骨茎突之上，当食指尖到达之处是穴。（附图1）

【针法】治疗头痛时一般用截法，针刺时斜尖向太渊穴皮下针刺0.5~1寸，得气后嘱患者前后左右略摇动头部1分钟，中等力度，久病患者留针30分钟，每10分钟捻针1次，再嘱患者活动头部1分钟。

【解析】

（1）列缺为四总穴之一，自古以来就是治疗偏正头痛之要穴。《灵光赋》中说："偏正头痛泻列缺。"《四总穴歌》中说："头项列缺寻。"《席弘赋》中说："列缺头痛及偏正，重泻太渊无不应。"《兰江赋》中说："头部痛，须寻之。"

（2）本穴为肺经络穴，素来主治颈项各疾，且肺经与大肠经相表里，本穴又为八脉交会穴，通于任脉，故本穴可治疗肺经、大肠经、任脉有关病证。

（3）络穴善治血脉病，本穴在肺经上，肺主气，因此本穴气血皆调。肺与膀胱脏腑别通，膀胱经循行经过头顶、前额、后头，又贯入脑中，本穴在前臂全息点之最上部，对应于头部，这些都是列缺治疗偏正头痛有效之原因。

2. 风池

【位置】耳后颞颥后，脑空下发际陷中。正坐，以手指按取脑空直下，到达后

头骨下之陷凹处是穴。或在项部枕骨下，与风府相平，当胸锁乳突肌与斜方肌上端之间凹陷处。（附图26）

【针法】患者俯卧或俯趴于椅背上，斜刺，针尖向对侧眼窝方向刺入，刺5~7分。用少提插、多捻转的手法，使患者有明显的酸、麻、胀感，留针30分钟，留针期间每隔10分行针1次。

【解析】

（1）风池穴为三焦经、胆经、阳维脉之交会穴，为治风、镇定之要穴。治疗"诸风掉眩"之症，如肢体动摇、头目眩晕等皆有疗效。

（2）《胜玉歌》《玉龙歌》《医宗金鉴》中皆指出本穴为治头痛要穴，治疗偏头痛及枕神经痛，均能立即取得效果。对于久病头痛者针三五次就可以达到不错的效果，本穴亦可治疗感冒导致的头痛。

（二）对针理论及发挥

此为经验效穴、脏腑别通、全息对应组成的特效对针。列缺为四总穴之一，自古以来就是治疗偏正头痛之要穴。列缺为肺经穴，肺与膀胱脏腑别通，与后头亦有关，穴位位置在前臂全息点之最上部，对应于头部。风池自古以来也是治疗偏正头痛之要穴。两穴合用治疗偏正头痛甚效。

笔者按：笔者数十年来治疗各种头痛一般多取远处穴位，尽量不针局部穴位。治疗头痛远处取穴，然后施以动气针法让患者之痛处能够活动，则疗效既快又好。顽固性头痛或多年头痛（含偏正头痛）者，多有瘀血，在太阳穴处刺血，可加强治疗效果，加速痊愈。

七、三叉神经痛

后溪　　大白穴

（一）穴位解析

1. 后溪

【位置】在手掌尺侧，微握拳，小指本节（第5掌指关节）后的远侧掌横纹头赤白肉际。（附图12）

【针法】直刺，握拳，从外侧向内侧进针，针约8分。得气后嘱患者每隔数分钟张口活动（或按摩）面颊部1分钟，以引针气，针刺后可立止疼痛，留针30分钟，每间隔10分钟捻针1次，捻针时张口活动（或按摩）面颊部1分钟。

【解析】

（1）后溪为手太阳经穴，小肠经"其支者，从缺盆循颈上颊，至目锐眦，却入耳中。其支者，别颊上䪼，抵鼻至目内眦，斜络于颧"，小肠经经过颧、鼻、目，这是三叉神经所过之处，故本穴治疗三叉神经痛甚效。

（2）后溪是手太阳小肠经的输（木）穴，输主体重节痛，治疗间歇性疼痛特效（输穴主治时而加重、时而较轻、时而无的病证）。

（3）本穴属木，与风相应，三叉神经痛发作如风一般，常常突如其来，故而本穴可治疗三叉神经痛。笔者临床治疗三叉神经痛患者常取患侧针刺，效果更佳。

2. 大白穴（董氏奇穴）

【位置】在手背面，大指与食指叉骨间陷中，即第1掌骨与第2掌骨中间之凹陷处。大白穴即大肠经之三间穴，但紧贴骨缘下针。（附图2）

【针法】握拳取穴，直刺1寸，从桡侧向尺侧刺入，针刺得气后，令患者张口活动（或按摩）面颊部1分钟，以引针气，针刺后可立止疼痛，留针30分钟，每隔10分钟捻针1次，捻针时仍嘱患者张口活动（或按摩）面颊部1分钟。

【解析】

（1）大白穴即三间穴再向前贴骨，紧邻三间穴而有三间穴之作用。三间为手阳明大肠经之输穴，输穴主体重节痛，为治痛证最常用之穴位。三叉神经痛患者痛在面部，经过阳明经之区域，根据"经络所过，主治所及"，大白可以治疗三叉神经痛。

（2）本穴五行属木，与风相应。三叉神经痛发作时常常突如其来，与风性类似，故本穴治疗三叉神经痛效果很好。

（3）中医学认为，久病及肾，三叉神经痛久病患者多见肾虚。大白穴靠近第2掌骨顶端点，即太极全息对应的头点，且贴骨应肾，所以治疗面部疼痛和头痛，不论新病还是久病效果都很好。

（二）对针理论及发挥

此为循经、太极全息及输穴组成的特效对针。足阳明胃经与足少阳胆经均循行经过侧头面部，特别是小肠经"其支者，从缺盆循颈上颊，至目锐眦，却入耳中。其支者，别颊上䪼，抵鼻至目内眦，斜络于颧"，小肠经经过三叉神经所过之处。笔者治疗三叉神经痛，常用后溪配大白，单边轮流取穴，或左后溪右大白，或右后溪左大白，效果甚佳，称为"叉痛杨二针"。对于三叉神经痛久病患者配合太阳穴刺血，效果更好。

八、颈部软组织损伤

后溪　　束骨

（一）穴位解析

1. 后溪

【位置】在手掌尺侧，微握拳，小指本节（第 5 掌指关节）后的远侧掌横纹头赤白肉际。（附图 12）

【针法】直刺，握拳，从外侧向内侧进针，针约 0.8 寸。得气后嘱患者每隔数分钟活动颈部 1 分钟，以引针气，针刺后颈部可立刻轻松，留针 30 分钟，每间隔 10 分钟捻针 1 次，捻针时活动颈部。

【解析】

（1）《灵枢·杂病》中说："项痛，不可俯仰，刺足太阳，不可以顾，刺手太阳也。"《针灸聚英》中亦有："后溪穴主治颈项强，不得回顾。"

（2）后溪是手太阳小肠经穴位，手太阳经与足太阳经相通，小肠经穿过颈后两侧（在肩部有分支），因此本穴能治疗后颈强硬及疼痛。

（3）本穴为八脉交会穴之一，通督脉。督脉经过颈后正中，故针刺本穴可治疗后颈强硬及疼痛。

（4）本穴也是输穴，输主体重节痛，治疗重（强硬）痛效果很好。针刺后溪穴可疏通小肠经气机，缓解筋脉强急拘挛，治疗颈筋劳损及软组织痛甚效，近年来有医者推崇"头项寻后溪"。

2. 束骨

【位置】在足外侧，足小趾本节（第 5 跖趾关节）的后方，赤白肉际处。（附图 9）

【针法】直刺 1 寸，针刺有酸、胀、麻、重感后，嘱患者左右前后活动颈部，可立觉轻松。留针 30 分钟，每隔 10 分钟捻针 1 次，以引针气，捻针时仍嘱患者活动颈部 0.5~1 分钟。

【解析】

（1）膀胱经与督脉都经过颈部。《灵枢·杂病》载："项痛，不可俯仰，刺足太阳，不可以顾，刺手太阳也。"刺足太阳经束骨穴，虽曰治"不可俯仰"，但依笔者经验"不可以顾"亦能治之，只是治疗"不可俯仰"效果更好。

（2）束骨是膀胱经输穴，输穴主体重节痛，本穴是治疗痛证最常选用的穴位，所谓"经络所过，主治所及"。

（3）本穴为膀胱经的木穴，木与筋相应，故本穴可治疗颈部筋之劳损。

（二）对针理论及发挥

此为经络、输穴主体重节痛及经验效穴组成的特效对穴。"不可俯仰"，刺足太阳经束骨穴。"不可以顾"，刺手太阳后溪穴。笔者治疗颈部强硬紧痛，左右转动不适者，常针后溪；治疗颈部前后上下转动不适者，常针束骨。两穴合用，则"不可俯仰"及"不可以顾"皆可治矣，称为"颈部二针"，也可配承浆穴，疗效更佳。

承浆　　正筋穴

（一）穴位解析

1.承浆

【位置】在面部，当颏唇沟的正中凹陷处。（附图5）

【针法】斜刺，从前下向后上方刺入2~3分。得气后嘱患者每隔数分钟活动颈部1分钟，以引针气，针刺后颈部可立刻轻松，留针30分钟，每隔10分钟捻针1次，捻针时活动颈部。

【解析】

（1）《通玄指要赋》《玉龙歌》《胜玉歌》《得效应穴针法赋》中都认为承浆穴是治疗项强之首选针，十四经中治疗项强最常用的穴位是承浆穴。

（2）承浆穴是任脉、督脉以及手足阳明经的交会穴。督脉行于颈后，任脉滋阴，阳明经多气多血善于调节气血，因此针刺本穴有较强的安定镇静作用。

（3）依照前后对应的原则，针本穴可治疗颈后疼痛（以任阴治督阳），对于颈部正中之疼痛效果尤佳。

2.正筋穴（董氏奇穴）

【位置】在足后跟筋中央，距足底3.5寸。（附图52）

【针法】用2寸毫针快速刺入穴位，抵骨更佳，强刺激提插捻转，同时嘱患者上下左右活动颈部。左侧疼痛，取右侧穴位，右侧疼痛，取左侧穴位，双侧疼痛，则两侧同时取穴，留针30分钟，每10分钟捻转1次，并嘱患者上下左右活动颈部。一般治疗1次即可痊愈。

【解析】

（1）正筋穴在跟腱上，根据太极对应足躯逆对，本穴与颈部对应，故正筋穴擅长治疗颈痛。下针时刺入跟腱，即"以筋治筋"之意。

（2）就经络而言，膀胱经经过颈部，笔者经常看到跟腱断裂者，头颈立刻歪垂，这证明了跟腱与颈部有关。因此，本穴治疗颈项强硬或疼痛，效果极佳。

（3）"以筋治筋"的另一层含义，是指本穴还可以治疗痉挛类型疾病，如胃痉挛和腿痉挛。本穴配正宗穴（正筋上2寸）形成倒马针法，治疗痉挛类型疾病效果较好。

（二）对针理论及发挥

此为经络、全息对应及经验效穴组成的特效对针。对于车祸后有后遗症的患者，如脖子不适等，只针刺正筋就很有效，还可以配承浆，两者皆是特效一针，两穴合用，有上下交济作用，疗效更好，也可以针刺正宗穴，能缩短疗程，效果更好。正筋加正宗称为"项二针"，再加承浆则称为"项三针"，三针配合，疗效更快、更好。

九、落枕

重子穴　　重仙穴

（一）穴位解析

1. 重子穴（董氏奇穴）

【位置】手心向上，在大指掌骨与食指掌骨之间，虎口下约1寸处是穴。（附图41）

【针法】针0.5~1寸。得气后嘱患者每隔数分钟活动颈部1分钟，以引针气，针刺后颈部可立刻轻松，留针30分钟，每隔10分钟捻针1次，捻针时活动颈部。

【解析】

（1）当颈、肩、背疼痛时，重子、重仙穴位处常会出现青筋，既能反应病变，又可用本穴治疗颈、肩、背疼痛，对于没有青筋浮现者治疗也有效。

（2）本穴在肺经循行范围，故治疗肺经疾病、胸痛非常有效。因"肺与膀胱通"，故针刺本穴可治疗肩背痛。

（3）根据手掌上的卦位，本穴在艮卦，艮为山为背，故本穴还可治疗后背疾病。

2. 重仙穴（董氏奇穴）

【位置】在大指骨与食指骨夹缝间，离虎口2寸，与手背灵骨穴正对相通。五指并拢，沿掌食指中央线之延长线，与大拇指本节高骨做一垂直线，交叉点即重子穴，自重子穴与掌缘平行斜下1寸即重仙穴。（附图41）

【针法】用1.5寸针，针刺深度1寸，一般针1穴（重子）即可，两穴同时下针，效果更佳。得气后嘱患者每隔数分钟活动颈部1分钟，以引针气，针刺后颈部可立刻轻松，留针30分钟，每隔10分钟捻针1次，捻针时嘱患者活动颈部。

【解析】

（1）本穴在肺经循行范围，故而能治疗肺经疾病、胸痛，因肺与膀胱通，故本穴还可以治疗颈、肩、背痛，为治疗颈、肩、背痛之特效穴位。

（2）笔者临床40多年来用这个穴位治疗很多颈部僵硬、落枕患者，效果很好，针刺本穴后均有立竿见影之效，配承浆穴效果更好。

（3）手掌太极全息，本穴对应头胸交界处，即颈部，当疼痛较偏于颈部时，针刺重仙穴效果更佳。

（二）对针理论及发挥

此为董氏奇穴之全息对应配成倒马组成的特效对针。落枕时一侧脖子转动不灵，一动即痛，常常是颈部、肩峰（肩井穴）连及背部疼痛，笔者常用对侧重子穴、重仙穴倒马，此两穴手掌太极全息对应颈、项、肩、背部位，故针刺后脖子可立即活动自如。当疼痛较偏于颈部时，针刺重仙穴为佳，如果疼痛偏于肩部，针刺重子穴为佳。若颈部、肩部皆痛时，则合用重子、重仙穴疗效最好，此二针合用称为"落枕二针"。如果再加用承浆穴，针刺时让患者同时活动一下脖子，效果会更好，此为治疗落枕的最佳组合。

十、颈椎病

后溪　　　束骨

（一）穴位解析

1. 后溪

【位置】在手掌尺侧，微握拳，小指本节（第5掌指关节）后的远侧掌横纹头赤白肉际处。（附图12）

【针法】直刺，握拳，从外侧向内侧进针，针0.5~1寸。得气后嘱患者每隔数分钟轻微、缓慢且大幅度地活动颈部1分钟，以引针气，留针30分钟，每隔10分钟捻针1次，捻针时仍嘱患者轻微、缓慢且大幅度地活动颈部1分钟。

【解析】

（1）后溪穴为手太阳经的输（木）穴，输主体重节痛，故本穴有较好的止痛、舒筋、祛风功效。

（2）手足太阳经同气相通，足太阳经夹脊柱，并贯入脊柱，故本穴能治疗脊柱病证。

（3）后溪穴为八脉交会穴之一，与督脉相通。督脉主一身之阳气，颈部和腰部疼痛或闪腰扭伤，都是督脉阳气受阻所致。针刺本穴可疏通督脉阳气，治疗腰痛。针刺本穴深度达人部时可治疗颈椎病，深度达地部时可治疗腰脊疾病。

2. 束骨

【位置】在足外侧，足小趾本节(第5跖趾关节)的后方，赤白肉际处。(附图9)

【针法】直刺0.8~1寸，得气后嘱患者每隔数分钟轻微、缓慢且大幅度地活动颈部1分钟，以引针气。留针30分钟，每隔10分钟捻针1次，捻针时仍嘱患者轻微、缓慢且大幅度地活动颈部。

【解析】

(1)束骨是足太阳膀胱经的输穴，输主体重节痛，故本穴擅长治疗本经所过之处的疼痛及屈伸不利。

(2)本穴为膀胱经(水)的木穴，补水润木之效强，可治疗多种疾病。又因为经络循行，本穴治疗身体整个背部的疼痛甚效。

(3)膀胱经循行夹着脊柱，其经别并入脊柱，肾主骨，膀胱经与肾经相表里，故针刺本穴可治颈、腰部疾病。若贴骨进针，则治疗颈、腰椎骨刺效果更好。

(二)对针理论及发挥

此为经络(太阳经、督脉)及"输主体重节痛"组成的特效对针。后溪为手太阳小肠经输穴，输穴有较好的止痛、舒筋、祛风之功。手太阳经与足太阳经同气相通，足太阳经夹脊入脊，后溪穴又为八脉交会穴之一，通于督脉，膀胱经夹督脉，束骨为膀胱经输穴，两穴合用，治疗颈椎病甚效。

人中　　风市

(一)穴位解析

1. 人中

【位置】在面中，当人中沟上1/3与中1/3交点处。(附图5)

【针法】坐位或仰卧位取穴。于上唇人中沟上1/3处，从下向上刺入2~3分，刺至牙龈骨尤佳。得气后嘱患者轻微、缓慢且大幅度地活动颈部1分钟，以引针气。留针30分钟，每10分钟捻针1次，捻针时仍嘱患者轻微、缓慢且大幅度地活动颈部1分钟。

【解析】

(1)人中位于督脉，通达脊柱，为手足阳明经与督脉的交会处。手足阳明经多气多血，调理气血作用极强，经脉所过之处本穴皆可治之。

(2)人中历来都是治疗脊柱病之要穴，尤其是颈椎病和腰椎病。刺至牙龈骨又有"以骨治骨"之作用，疗效尤佳。

2.风市

【位置】在大腿外侧部的中线上,当腘横纹上7寸。或直立垂手时,中指尖处。(附图28)

【针法】针刺深度2寸,抵骨尤佳。得气后嘱患者每隔数分钟轻微、缓慢且大幅度地活动颈部1分钟,以引针气,留针30分钟,每隔10分钟捻针1次,捻针时仍嘱患者轻微、缓慢且大幅度地活动颈部约1分钟。

【解析】

(1)本穴名为风市,是安神、镇静之要穴(祛风力强)。

(2)《黄帝内经》中说:"凡十一脏,取决于胆也。"胆经在头部之穴位最多,镇定作用很强,对各种痛证皆有一定疗效。

(3)《灵枢·经脉》中说:"少阳是主骨所生病。"即"少阳主骨",风市在少阳经,治疗骨刺病时若能抵到骨头,效果非常好。风市穴在临床可治疗多种痛证,治疗范围十分广泛。

(二)对针理论及发挥

此为经络(督脉)及"少阳主骨"组成的特效对针。风市为足少阳经穴位,正当人身最大之长骨处,治疗颈椎及腰椎病甚效,人中为督脉穴,主脊柱病,两穴合用治疗颈椎病甚效。

笔者按:后溪、束骨、人中三穴治疗骨刺甚效,称为"骨刺三针"。再加配风市治疗骨刺疗效更快,这四穴是治疗骨刺的特效穴,也是笔者治疗颈椎、腰椎疾病最常用的穴位,笔者40年来治疗百余例颈椎病患者,效果极佳,一般三四周内,针刺七八次多可治愈,针刺时配合子午流注时间可加快痊愈速度。正筋、正宗、人中,亦可称为"骨刺三针",这一组合治疗颈椎病及腰椎骨刺亦极效。

第二节　肩背腰臀痛

一、肩关节周围炎

肾关穴　　阳陵泉

(一)穴位解析

1.肾关穴(董氏奇穴)

【位置】在阴陵泉穴直下1.5寸,胫骨内侧。(附图55)

【针法】直刺，针刺深度 1.5~2 寸。针刺得气后，令患者反复做上肢抬举、外展、后伸动作，争取扩大上肢正常活动范围，留针 30 分钟。每隔 10 分钟捻针 1 次，捻针时活动肩部并练习抬肩。

【解析】

（1）肾关为补肾要穴，此穴在阴陵穴下，有脾肾双补的（阴陵泉为土经水穴，能脾肾双补）作用，对于肾虚引起的坐骨神经痛、背痛、头痛、腰酸、腰痛均有很好的疗效，另外本穴治疗两手发麻或疼痛亦有效。

（2）因脾与小肠通，故针刺本穴治疗肩痛、肩周炎甚效。进针后，让患者活动手臂，或抬举肩臂，往往立能奏效。

（3）肾关太极全息对应于肩颈区，这是本穴治疗肩周炎的另一个原因。笔者曾经治疗一"五十肩"（肩关节炎）患者，仅治疗 1 次就痊愈了。本穴对病程短者疗效甚速，对于病程长者疗效更好。

2. 阳陵泉

【位置】在小腿外侧，当腓骨头前下方凹陷处。（附图 29）

【针法】针患侧，用毫针直刺 1.5~2 寸，得气后嘱患者反复做上肢抬举、外展、后伸动作，争取扩大上肢正常活动范围。留针 30 分钟。每隔 10 分钟捻针 1 次，仍嘱患者反复做上肢抬举、外展、后伸动作。针刺本穴前，可先在阳陵泉穴位附近寻找压痛点，再在压痛点处施针，效果尤佳。

【解析】

（1）阳陵泉为足少阳胆经合穴，又是"筋会"，所以说本穴善治肩周炎、举臂困难等筋病。

（2）《灵枢·九针十二原》中说："疾高而内者，取之阴之陵泉；疾高而外者，取之阳之陵泉也。"治疗偏头痛、肩痛、手腕痛等"疾高而外"之病，常针刺阳陵泉，效果很好，此论点在笔者 1976 年译注的《黄帝内经灵枢译解》中已详细说明。

（二）对针理论及发挥

此为经络、脏腑别通、全息对应、经验效穴组成的特效对穴。笔者治疗肩周炎患者逾百例，都以远处取穴为主，针刺时让患者活动患处以引针气，疗效较佳。肾关透过脾与小肠相通，在太极全息对应于肩颈部，且脾经、胃经相表里，故本穴亦能治疗前肩病。阳陵泉为足少阳胆经合穴，经络循行至侧肩，又为筋会，善治筋病，两穴合用，治疗肩臂痛甚至肩痛连及到颈处亦有疗效，称为"肩二针"。临床治疗肩周炎患者时若根据"输主体重节痛"和"荥输治外经"原则，加取患侧本经输穴或荥穴，既可以作为牵引针，也可以作为治疗针。如痛点在肩前外侧

（阳明经），取三间；痛点在肩外侧偏后方（少阳经），取中渚；痛点在肩后侧（太阳经），取后溪。三间、中渚、后溪都为牵引针，也是治疗针，有双重治疗作用，效果更好，疗效更为迅速。

二、背痛

重子穴　　重仙穴

（一）穴位解析

1.重子穴（董氏奇穴）

【位置】手心向上，在大指掌骨与食指掌骨之间，虎口下约1寸处是穴。（附图41）

【针法】针0.5~1寸。得气后嘱患者每隔数分钟活动背部1分钟，以引针气，下针后背部可立刻轻松，留针30分钟，每隔10分钟捻针1次，捻针时嘱患者活动背部。

【解析】

（1）重子穴可以说是治疗上背部疼痛最有效的穴位之一。当上背部和颈肩部疼痛时，可在重子、重仙穴位处观察是否有青筋，青筋处既是反应点，也是治疗点。

（2）重子穴位于肺经，因此可治疗呼吸系统疾病和胸痛，又因肺与膀胱通，故本穴亦可治疗上背部和肩部疼痛。

（3）根据手掌上的卦位，本穴在艮卦，艮为山为背，故本穴可治疗后背疾病。

2.重仙穴（董氏奇穴）

【位置】在大指骨与食指骨夹缝间，离虎口2寸，与手背灵骨穴正对相通。五指并拢，沿掌食指中央线之延长线，与大拇指本节高骨做一垂直线，交叉点即重子穴，自重子穴与掌缘平行斜下1寸即重仙穴。（附图41）

【针法】用1.5寸针，针刺深度1寸，一般针1穴（重子）即可，两穴同时下针，效果更佳。得气后嘱患者每隔数分钟活动背部1分钟，以引针气，针下后背部可立刻轻松，留针30分钟，每间隔10分钟捻针1次，捻针时嘱患者活动背部。

【解析】

（1）重仙穴位于肺经，因此可治疗呼吸系统疾病和胸痛。

（2）重仙穴透过肺与膀胱通，故可治疗上背部和肩部疼痛，是治疗肩背痛之特效针。本穴对肩、颈、背痛非常有效。

（二）对针理论及发挥

此为经络及太极全息组成的特效对针。治疗背痛的特效针很多，以两个特效一针配成对针，疗效尤佳，常能在短时间奏效。若仅一侧背痛可以针对侧重子、重仙。若两边背部皆痛，可以一手针重子，一手针重仙。虽然重子、重仙两穴治疗颈痛与肩背痛都有效，但是重仙穴治疗颈痛连肩部效果更好，而重子穴治疗肩痛连及上背部效果更好。倘若颈部、肩部及上背部皆疼痛时，合用重子、重仙穴甚效，这是"背痛二针 A"。针刺后让患者轻轻活动背部，患者就会立刻感觉疼痛减轻许多。

后溪　　束骨

1. 后溪

【位置】在手掌尺侧，微握拳，小指本节（第 5 掌指关节）后的远侧掌横纹头赤白肉际处。（附图 12）

【针法】直刺，握拳，从外侧向内侧进针，针 0.5~1 寸（约 0.8 寸）。得气后嘱患者每隔数分钟活动背部 1 分钟，以引针气，针下后背部可立刻轻松，留针 30 分钟，每间隔 10 分钟捻针 1 次，捻针时活动背部。

【解析】后溪穴是手太阳小肠经的输穴，输主体重节痛，治疗腰背痛有很好的疗效。手太阳经"出肩解，绕肩胛"，循行经过肩，环绕肩胛骨周围，而手太阳经与足太阳经同名经相通，因此针刺本穴可治疗整个背部疼痛。

2. 束骨

【位置】在足外侧，足小趾本节（第 5 跖趾关节）的后方，赤白肉际处。（附图 9）

【针法】直刺 1 寸，待患者有酸、胀、麻、重感后，嘱患者左右前后活动背部，可立觉轻松，留针 30 分钟，每隔 10 分钟捻针 1 次，以引针气，捻针时仍嘱患者活动背部 0.5~1 分钟。

【解析】

（1）膀胱经和督脉均循行于后背部，膀胱经夹督脉。束骨穴是膀胱经的输穴，输主体重节痛，故本穴是治疗痛证最常用的穴位之一。"经络所过，主治所及"，本穴可以治疗脊柱和背部疼痛。

（2）本穴为膀胱经（水经）上的木穴，木与筋相应，因此本穴治疗颈部僵硬和背部疼痛甚效。

（二）对针理论及发挥

此为经络（循行所至）及输穴（输主体重节痛）组成的特效对针。笔者常以后溪配束骨治疗整个背痛，疗效甚佳。盖背部为手足太阳经循行所过之处，后溪为手太阳经输穴，束骨为足太阳经输穴，输主体重节痛，两穴合用治疗整个背痛甚效，称为"背痛二针 B"。对于久病痼疾有瘀血者，笔者会在委中刺血加速痊愈。

三、急性腰扭伤

人中　　后溪

（一）穴位解析

1. 人中

【位置】在面部，当人中沟上 1/3 与下 2/3 交点处。（附图 5）

【针法】坐位或仰卧位取穴。针尖向上呈 15° 斜刺针入约 0.5 寸，得气后施以捻转手法，强刺激，以使患者流泪效果最佳，同时嘱患者缓慢活动腰部，留针 20~30 分钟，留针期间每隔 5 分钟行针 1 次，并嘱患者自行做腰部左右旋转、前俯后仰及下蹲等动作。针后即感轻松。每日 1 次，直至症状消失。

【解析】

（1）人中自古以来就是治疗腰脊痛的常用经验穴。《玉龙歌》中说："强痛脊背泻人中，挫闪腰酸（急性腰扭伤或腰酸痛）亦可攻。"《通玄指要赋》中说："人中除脊膂之强痛。"人中穴对于急性腰扭伤或腰酸痛皆有效。

（2）人中是督脉穴位，督脉穿行于脊柱中央，针刺人中能调理督脉经气，治疗腰脊痛、项强等。

（3）督脉与其旁的足太阳经、手太阳经脉气相通。根据"经脉所过，主治所及"的原则，人中穴可舒筋利节，既能通调督脉又能止痛，对于脊柱两旁之疼痛，尤其是急性腰扭伤很有疗效。

（4）人中正当腰部水平，根据全息分部，正对应腰部，人中水平线上的几个穴位均能治疗腰痛。

2. 后溪

【位置】在手掌尺侧，微握拳，小指本节（第 5 掌指关节）后的远侧掌横纹头赤白肉际处。（附图 12）

【针法】坐位或卧位取穴，单侧腰部疼痛取健侧穴位（患侧亦有效），若腰脊柱中间及双侧痛，均取双侧穴位。快速进针 1 寸，并用提插捻转强刺激手法行针，并嘱患者逐渐活动腰部，从小动作开始，由慢到快，逐渐加大动作幅度，做前俯后仰及左右转侧动作活动患部，留针 30 分钟。留针期间行针 2~3 次，再按上法活动几次，至腰可随意活动或活动较为便利时出针（若患者体质尚好，站立位取穴效果尤佳）。

【解析】

（1）后溪穴是手太阳小肠经的输穴。手太阳与足太阳同名经相通。腰两侧疼痛重者，病在足太阳经，而后溪穴既是输穴，又与膀胱经相通，因此针后溪穴治疗两侧腰痛效果甚佳。

（2）本穴为八脉交会穴之一，通于督脉，督脉贯脊，入络脑，还出别下项，夹脊抵腰中，"督脉为病，脊强反折"，凡督脉为病，都可以考虑用后溪穴治疗，包括颈部、背部、腰部和腿部病变。

（3）后溪穴为输穴，"输主体重节痛"，故后溪可以治疗经络关节处沉重、疼痛的病变，以及因督脉、膀胱经气机郁滞导致的急性腰扭伤。

（4）后溪穴之五行属木，具有舒筋活络之功效，可缓解痉挛状态。针刺后溪能疏通督脉与小肠经的气机，缓解筋脉拘挛强急。临床上治疗急性腰扭伤患者，无论是腰脊正中痛还是两侧腰痛，进针后疼痛就会立刻缓解，患者通常在针刺1次后即可改善。

（二）对针理论及发挥

此为循经及输穴组成的特效对针。腰扭伤多在腰脊正中及脊柱两旁，笔者治疗腰扭伤一般针刺人中配后溪。人中通督脉，后溪为手太阳大肠经穴，手足太阳经相通，两穴配合是治疗腰扭伤之特效对针，也可加刺束骨治疗腰扭伤，疗效更快。若委中周围有青筋（静脉）浮出，则刺血青筋处效果最快。近年来以"一穴疗法"治疗急性腰扭伤的文献报道很多，有效的单穴就有数十个之多，如督脉、太阳经、少阳经、阳明经上的有效穴，还有经外奇穴、董氏奇穴等，这些穴位治疗急性腰扭伤效果都很好。笔者治疗急性腰痛取穴以循经远取为主，若病在正中，针刺人中效果最好，若病在脊柱两侧，脊柱两侧为足太阳经脉所过，治疗取后溪穴效果最佳，若病在腰两侧，涉及足少阳经脉，则以中渚配心门，疗效甚佳。

四、慢性腰痛

中渚　　心门穴

（一）穴位解析

1. 中渚

【位置】在手背部，当环指本节（掌指关节）的后方，第4、第5掌骨间凹陷处。（附图23）

【针法】握拳取穴。直刺，从背侧面向掌侧面刺入，针入5分。

【解析】

（1）中渚是手少阳三焦经的输穴。根据"经脉所过，主治所及"及"荥输治外经"的原则，中渚可治疗风寒侵袭少阳经所致的腰痛。

（2）腰痛常因局部经脉气血凝滞，中渚是手少阳三焦经上的输穴属木，"输主体重节痛"，本穴应肝筋，可疏通气血、舒筋活络，从而达到通则不痛之目的。

（3）手少阳经的经筋行于颈项，且与足太阳经的经筋相合，故中渚可治疗太阳经之腰痛，透过三焦与肾相通，本穴对各种肾虚及肾虚引起的病证均有疗效。

（4）中渚穴太极对应腰脐部位，此为本穴治疗腰痛之原因之一。本穴是治疗急性腰扭伤和慢性腰痛非常有效的穴位。

2. 心门穴（董氏奇穴）

【位置】手抚胸取穴，穴在小肠经合穴附近，尺骨鹰嘴突起之上端，距肘尖 1.5 寸是穴。（附图 48）

【针法】针入 1.5~2 寸，患者有针感后行强刺激捻针 1 分钟，同时嘱患者做腰部左右旋转、前俯后仰等动作，留针 20~30 分钟，留针期间嘱患者每 5 分钟做腰部左右旋转、前俯后仰等动作半分钟，可立觉轻松。

【解析】

（1）心门穴在小肠经合穴附近，以肘为太极腰脐点来看，本穴正象全息对应在腰上，倒象全息则对应在腰下，与臀部对应，如此本穴则腰之上下皆有对应，因此上下腰痛皆能治疗。

（2）本穴贴骨进针，以骨治骨（体应），以骨治肾，因此治疗腰痛甚效。

（3）手足太阳经相通，由于太阳经夹督脉，故本穴治疗脊柱及太阳经之两侧腰痛皆有效。

（二）对针理论及发挥

此为经络及输穴配合太极全息组成的特效对针。笔者临床治疗慢性腰痛最常取中渚配心门，即"腰痛杨二针"。中渚穴在三焦经上，透过三焦与肾脏腑别通，治疗肾亏病变（包括腰痛）疗效很好。心门全息对应于腰之上下，因此上下腰痛皆能治疗。中渚配心门能治疗大面积腰痛，包括腰部上下及环腰疼痛。

五、坐骨神经痛

灵骨穴　　大白穴

（一）穴位解析

1. 灵骨穴（董氏奇穴）

【位置】在手背，拇指与食指叉骨间，第 1 掌骨与第 2 掌骨接合处。（附图 42）

【针法】左病取右，右病取左。直刺 1.5 寸，针入后嘱患者每隔几分钟活动腰腿，以引针气，下针后可立止腰腿痛。留针 30 分钟，每隔 10 分钟捻针 1 次，捻针时活动腰腿部。

【解析】

（1）灵骨穴位于合谷（木）、阳溪（火）之间，温阳作用甚强。治疗中风偏瘫时功效如同补阳还五汤、真武汤，治疗坐骨神经痛时功效如同独活寄生汤。

（2）灵骨穴位于手阳明大肠经，与肺经相表里。灵骨应肾，治疗太阳经或少阳经走向之坐骨神经痛皆极有效。根据笔者临床体会，本穴治疗坐骨神经痛功效胜过十四经的其他穴位。

（3）治疗时，以左治右，以右治左，先取健侧的灵骨穴下针。本穴还可以治疗腹股沟（鼠蹊）酸胀疼痛、抬腿困难（虚弱无力），治疗大腿和小腿前内侧至足内缘疼痛之坐骨神经痛亦极有效（较少见）。

（4）根据全息对应，灵骨穴可治疗下焦、腰、腿等病证，通常深针效果更好。

（5）灵骨穴单用治疗坐骨神经痛即有效，若配合大白穴则效果更佳。

2. 大白穴（董氏奇穴）

【位置】在手背面，大指与食指叉骨间陷中，即第 1 掌骨与第 2 掌骨中间之凹陷处。大白穴即大肠经之三间穴，但紧贴骨缘下针。（附图 42）

【针法】贴骨近针。直刺 1.5 寸，针入后嘱患者每几分钟活动腰腿，以引针气，下针后可立止腰腿痛。留针 30 分钟，每隔 10 分钟捻针 1 次，捻针时活动腰腿部。

【解析】

（1）按生物全息论，将 2 掌骨每一部分予以区分，从指根向掌根歧骨，可分别对应头、颈、上肢、肺、肝、胃、十二指肠、肾、腰、下腹、腿、足这十二个区段。由此可以看出，大白穴对应于头部，灵骨穴则与腿和脚齐平，因此灵骨能治疗坐骨神经痛。从倒象对应来看，大白穴对应于腿脚，而灵骨则与头部齐平，则大白穴也可以治疗坐骨神经痛。

（2）灵骨穴和大白穴都在大肠经上，阳明经多气多血，气血充盈。此二穴正好夹着合谷（大肠经原穴），故补气作用强。两穴均贴骨缘下针（与肾相应），透过大肠与肝通，又能治肝筋之病，可以说筋骨皆治。因此两穴合用治疗坐骨神经痛非常有效。

（二）对针理论及发挥

此为全息、脏腑别通、体应组成的特效对针。一般医生治疗坐骨神经痛，选穴以近取法较多，远处取穴者较少，但远处取穴因能活动患处，配合动气针法，效果比近取法好。以奇穴灵骨、大白两针倒马疗效最佳。灵骨、大白皆对应于下焦，透过大肠与肝通，能治筋病，两穴皆贴骨进针，能治骨病，两穴合用不但可以治疗腰腿痛，还能治疗腰椎间盘突出压迫导致的坐骨神经痛，效果很好。灵骨、大白两针倒马治疗坐骨神经痛，称为"坐骨杨二针"。对于腰椎间盘突出症（俗称骨刺）引起的坐骨神经痛患者，还可以用"骨刺三针"治疗，即针刺人中、后溪、束骨三穴，1次针灵骨、大白，1次针"骨刺三针"，坐骨神经痛患者可以在短期速愈。

笔者按：鼻翼穴单独治疗坐骨神经痛疗效亦佳，可与灵骨、大白配伍，缩短疗程。鼻翼穴在鼻翼上端之沟陷中。针刺时从鼻翼中央上端之沟陷中刺之。采用提捏进针法，向鼻尖方向刺入 1~2 分深，针入后嘱患者每几分钟活动腰腿，以引针气，留针 30 分钟，每隔 10 分钟捻针 1 次，捻针时嘱患者活动腰腿部。鼻翼穴位于督脉与手足阳明经之间，可调节气血，笔者常用鼻翼穴治疗坐骨神经痛，效果很好。鼻翼穴与肺、脾、肾相应，故能调气治疗气虚气滞之证。由于脾主四肢，肾为作强之官，因此本穴还可以补肾、提神、消除疲劳。诸阳经皆上行于头面部，鼻为面部最高点，故本穴温阳理气作用甚强，这也是鼻翼穴能消除疲劳和治疗坐骨神经痛之原因。

六、骶尾骨痛

心门穴　　后会穴

（一）穴位解析

1. 心门穴（董氏奇穴）

【位置】手抚胸取穴，穴在小肠经合穴附近，尺骨鹰嘴突起之上端，距肘尖 1.5 寸是穴。（附图 48）

【针法】针入 1.5~2 寸，患者有针感后，行强刺激捻针 1 分钟，同时嘱患者活动腰臀，留针 30 分钟。每 10 分钟捻针 1 次，留针期间嘱患者每 5 分钟活动腰臀半分钟。

【解析】

（1）心门穴等同于小肠经合穴，根据太极对应，本穴位于前臂之尾部，与臀尾对应，故心门能治疗大腿内侧（包括鼠蹊）痛、坐骨神经痛（对太阳经走向之坐骨神经痛尤为有效，盖手太阳通足太阳也）及骶尾骨痛。

（2）心门贴骨进针能应肾治骨，故心门善治骶尾骨痛。

2. 后会穴（董氏奇穴）

【位置】在正会穴直后 1.6 寸，本穴位置与督脉之后顶穴位置相符。（附图 26）

【针法】以 1 寸毫针直刺入 3~5 分。然后一边捻针一边嘱患者活动骶尾部，约 1 分钟，留针 30 分钟，留针时患者可走动，可做上下蹲起活动，每 10 分钟运针 1

次，运针时仍嘱患者活动骶尾部。

【解析】

（1）根据太极对应，后会对应骶尾，故后会善治尾椎痛。

（2）后会区域疼痛也可以针尾椎附近的穴位（如冲霄穴），有特效。后会与百会倒马并用，效果尤佳。

（二）对针理论及发挥

此为经络、全息、体应组成的特效对针。笔者常用心门穴配后会穴治疗所有类型的尾椎痛，疗效极佳。心门在前臂下段对应下焦，可治疗尾椎痛，治疗时应贴骨进针；后会穴在督脉，可治疗脊柱病，在头部之全息中属后段，对应尾椎。心门穴配后会穴治疗尾椎痛甚效，称为"骶尾杨二针"。

第三节　手足痛

一、肱骨外上髁炎

曲后穴　　手三里

（一）穴位解析

1. 曲后穴（维杰奇穴）

【位置】屈肘拱胸，当肘横纹外端凹陷处（屈肘横纹头陷中）为曲池，再沿肘横纹头向前延伸至骨前缘即为曲后穴。（附图 49）

【针法】取健侧穴贴骨进针，直刺 1.5 寸。针入后令患者伸屈活动患肘 1~2 分钟。留针 30 分钟，每隔 10 分钟捻针 1 次，捻针时嘱患者伸屈活动患肘。

【解析】

（1）曲后即曲池向肘骨尖延伸至骨前缘。进针时贴骨进针，这种紧贴骨缘下针的手法，正符合《黄帝内经》中："短刺者，刺骨痹，稍摇而深之，致针骨所，以上下摩骨也。"

（2）现代研究有"骨膜传导"之说，骨膜上有很多神经及血管，针刺抵骨或贴骨，透过骨膜传导，能治疗一些骨关节疾病，效果甚佳。肱骨外上髁炎，又称网球肘，属于骨痹，针刺曲后穴治疗肱骨外上髁炎效果很好。

（3）左病取右，右病取左，一是求平衡，二是让患处活动，动引针气，疗效更佳。在治疗期间，应建议患者多休息，手臂避免提拿重物。

2. 手三里

【位置】在前臂背面桡侧，当阳溪与曲池的连线上，肘横纹下 2 寸，握拳屈肘时肱桡肌部凹陷处。（附图 49）

【针法】取健侧穴位，握拳屈肘取穴，直刺约 1 寸，得气后施以提插捻转手法，强刺激，令患者伸屈患肘活动 1~2 分钟，留针 30 分钟，每隔 10 分钟捻针 1 次，捻针时嘱患者活动患肘。

【解析】

（1）手三里是大肠经的重要穴位，由于阳明经多气多血，故本穴善于调理气血，还能祛风活络，因此本穴擅长治疗经络疾病。

（2）基于本穴位置所在，历代医家均认为手三里为治疗肩背痛及臂痛要穴（见《通玄指要赋》《胜玉歌》《席弘赋》《杂病穴法歌》）。

（3）本穴在锐肉之端，即筋肉特别隆起的地方，或可说是有"分理"的肉，古人对此皆以"筋"论，故本穴擅长治疗筋病，本穴是治疗肱骨外上髁炎的特效针。

（二）对针理论及发挥

此为体应取穴（筋骨并治）及脏腑别通组成的特效对针。治疗时取健侧曲后穴及手三里穴，筋骨并治，治疗肱骨外上髁炎（即网球肘）甚效，称为"网球肘二针"。肱骨外上髁炎发病部位在大肠经外缘，治疗时取健侧灵骨穴作为牵引穴，疗效更快，还能让患处活动方便。手三里穴配曲后穴倒马，再配健侧灵骨穴做牵引，这是治疗肱骨外上髁炎的最佳组合，笔者用此法快速治愈多例网球选手。治疗期间患肢应适当减少活动，避免提拿重物。

笔者按：灵骨在手背拇指与食指叉骨间，第 1 掌骨与第 2 掌骨接合处，与重仙穴相通。针刺时取患侧穴位，握拳取穴，在拇指、食指叉骨间，第 1 掌骨与第 2 掌骨接合处贴骨进针，直刺 1.5 寸。针入后令患者活动肘部 1~2 分钟。留针 30 分钟，每隔 10 分钟捻针 1 次，捻针时嘱患者活动患肘。

二、肱骨内上髁炎

心门穴　　后溪

（一）穴位解析

1. 心门穴（董氏奇穴）

【位置】手抚胸取穴，穴在小肠经合穴附近，尺骨鹰嘴突起之上端，距肘尖 1.5 寸是穴。（附图 48）

【针法】手抚胸取穴，针入 1.5~2 寸，患者有针感后，行强刺激捻针 1 分钟，同时嘱患者活动患肢，留针30分钟，每10分钟捻针1次，留针期间嘱患者每5分钟活动患肢半分钟。

【解析】

（1）肱骨内上髁炎又称为高尔夫球肘，其痛点在手太阳小肠经沿线。心门穴在小肠经上，靠近小肠经合穴，治疗肱骨内上髁炎时取健侧心门穴针刺，即以左治右，以右治左，疗效显著。

（2）针刺时紧贴骨缘下针，即"以骨治骨"（五体相应），且本穴在手太阳经上，因此治疗肱骨内上髁炎有效。

2. 后溪

【位置】在手掌尺侧，微握拳，小指本节（第5掌指关节）后的远侧掌横纹头赤白肉际处。（附图12）

【针法】患者坐位或俯卧位，取患侧后溪穴，常规消毒后，用30号毫针直刺2寸，中等刺激，边捻针边让患者活动肘部，留针20~30分钟。中间行针3次，每次运针1分钟。

【解析】本穴为手太阳小肠经输穴，"输穴主治体重节痛"，且肱骨内上髁炎痛点在手太阳经小肠经上，"经络所过，主治所及"，所以针刺本穴治疗肱骨内上髁炎有效。

（二）对针理论及发挥

此为经络循经、体应针法取穴及"输穴主体重节痛"组成的特效对针。治疗肱骨内上髁炎当针刺健侧心门穴，并加患侧小肠经之输穴后溪穴作为牵引穴，疗效甚佳，此两穴称为"高尔夫球肘二针"。

三、手指痛

五虎一穴　　侧三里穴

（一）穴位解析

1. 五虎一穴（董氏奇穴）

【位置】在大指掌面第1节之桡侧。（附图40）

【针法】五虎穴位于阴掌大指第1节A线上（靠大指侧赤白肉际），计5穴，取穴采用六分点法，自上而下，即自指尖向手掌顺数，依序为五虎一、五虎二、五虎三、五虎四、五虎五。取对侧五虎一穴刺针，针入后令患者轻微活动手指1~2分钟。留针30分钟，每5~10分钟捻针1次，捻针时嘱患者活动患侧手指。

【解析】

（1）五虎穴用途广泛，主治和适应证很多，全息对应意义更强。

（2）手为劳动器官，足为运动器官，与大脑神经关系密切，手部以拇指的活动力最强，拇指与大脑联系最为密切，故本穴镇定止痛作用甚强。

（3）本穴善治手脚之病，与艮卦、震卦有关。大指先天卦为震卦，震卦属木，后天卦为艮卦，艮卦属土。艮卦覆碗（☶），艮卦像碗一样扣在那儿，上边一横形容大拇指，下边4个短横形容其他四个灵活的手指，故艮为手。震卦仰盂（☳），震卦为上空底实之象，震之一阳动在下，故凡动之在下者，皆为震卦，故震为足。

2. 侧三里穴（董氏奇穴）

【位置】侧三里穴在小腿前外侧，当犊鼻下3寸，距胫骨前缘一横指向外（少阳经方向）横开1.5寸。（附图53）

【针法】直刺进针0.5~1寸，进针得气后，嘱患者左右轻微活动患处（不可前后活动），留针30分钟，每5~10分钟捻针1次。并嘱患者每隔几分钟即左右轻微活动患处。

【解析】侧三里位于足三里外侧1.5寸，在阳明经（土经）与少阳经（木经）之间，治疗因木土（筋、肉）不和而引起的风痰证有特效，还可以治疗与阳明经、少阳经有关的病证，如手指、手腕、手掌疼痛。根据笔者经验，本穴与侧下三里合用，可以产生更大的效果。

（二）对针理论及发挥

此为两个特效针远近配合组成的特效对针。治疗指关节痛，包括五指皆痛，或任何一个指节痛，都可以取健侧五虎一作为治疗针，效果很好，加针健侧侧三里，两针远近配合，效果更好。

四、指屈肌腱狭窄性腱鞘炎

五虎一穴　　外关

（一）穴位解析

1. 五虎一穴（董氏奇穴）

【位置】在大指掌面第1节之桡侧。（附图40）

【针法】取对侧五虎一穴针刺，针入后令患者屈伸活动患侧手指1分钟。留针30分钟，每5~10分钟捻针1次，捻针时嘱患者活动患指。

【解析】指屈肌腱狭窄性腱鞘炎又称扳机指。具体效用参见本书"手指痛"五虎穴"解析"内容。

2.外关

【取穴】在前臂背侧,当阳池与肘尖的连线上,腕背横纹上2寸,尺骨与桡骨之间。(附图46)

【针法】健侧取穴。用毫针直刺0.5~1寸,进针后行泻法,得气后提插捻转1~2分钟后留针,并嘱患者屈伸活动患指。一般留针30分钟,每隔10分钟捻针1次,捻针时仍嘱患者活动患指0.5~1分钟。

【解析】外关穴是手少阳三焦经的络穴,手少阳三焦经与手厥阴心包经相表里,故本穴理气作用极强,又善治血分病,可谓气血同调。《医宗金鉴》中认为外关穴可治疗五指疼痛,治疗指屈肌腱狭窄性腱鞘炎尤其有效。

(二)对针理论及发挥

此为太极全息对应及络穴配伍组成的特效对针。五虎一太极全息对应五指,外关为络穴,两穴合用可治疗五指疼痛。治疗指屈肌腱狭窄性腱鞘炎取健侧五虎一穴为主,加配健侧外关。两针配合,效果甚佳。指屈肌腱狭窄性腱鞘炎可发生在任何一个手指,配合泻患侧尺泽,效果颇佳。指屈肌腱狭窄性腱鞘炎患者常在患指下连结手掌处的指根掌面上有筋结,可以自行按摩,好得更快。

五、桡骨茎突狭窄性腱鞘炎

左五虎一穴　　右五虎一穴

(一)穴位解析

【位置】在大指掌面第1节之桡侧。(附图40)

【针法】取双侧五虎一穴刺针,针入后令患者左右轻微活动患侧手腕(切莫上下前后活动,反增疼痛)1~2分钟。留针30分钟,每5~10分钟捻针1次,捻针时嘱患者活动患手。

【解析】具体效用参见本书"手指痛"五虎穴"解析"内容。笔者以此穴治愈多例桡骨茎突狭窄性腱鞘炎患者。

(二)对针理论及发挥

此为两个相同穴位组成的特效对针,一穴为治疗穴,一穴为牵引穴。笔者治疗桡骨茎突狭窄性腱鞘炎,最常针刺健侧五虎一穴,再加患侧五虎一穴作为牵引穴,效果更佳。五虎一与疼痛部位之经络(疼痛一般在大肠经上)及全息皆有联系,针刺五虎一治疗效果甚好,唯用动气针法时,只能嘱患者左右轻微活动患侧手腕,切莫上下前后活动,反增疼痛。也可针健侧侧三里穴,再加患侧五虎一穴作为牵引穴，这也是治疗桡骨茎突狭窄性腱鞘炎的特效对针。侧三里穴之位置及效用，参见上文"手指痛"侧三里穴"解析"内容。

六、腕管综合征

五虎一穴　　侧三里穴

（一）穴位解析

1.五虎一穴（董氏奇穴）

【位置】在大指掌面第1节之桡侧。（附图40）

【针法】取健侧五虎一穴，针入后令患者轻微活动患侧手腕1分钟。留针30分钟，每5~10分钟捻针1次，捻针时嘱患者活动患侧手腕。

【解析】参见"手指痛"五虎一穴"解析"内容。

2.侧三里穴（董氏奇穴）

【位置】侧三里穴在小腿前外侧，当犊鼻下3寸，距胫骨前缘约一横指向外（少阳经方向）横开1.5寸。（附图53）

【针法】直刺进针0.5~1寸，进针得气后，嘱患者左右轻微活动腕部（不可前后活动），留针30分钟，每5~10分钟捻针1次，并嘱患者每隔几分钟即左右轻微活动腕部。

【解析】侧三里穴位于阳明经（土经）与少阳经（木经）之间，在足三里旁开1.5寸，治疗因木土（筋、肉）不和引起的病证皆有疗效。治疗手指、手腕、手掌疼痛，依笔者经验，再加侧下三里成倒马，如此双穴相辅相成，疗效更佳。

（二）对针理论及发挥

此为两个特效针远近配合组成的特效对针。治疗腕管综合征最常取五虎一、侧三里穴。根据太极全息对应，五虎一穴部位在上，所以能治疗手指酸痛、肌腱炎、指屈肌腱狭窄性腱鞘炎、风湿性关节炎、手腕疼痛等。侧三里穴善于治疗木土（筋、肉）不和引起的病证，如手指、手腕、手掌疼痛等，效果甚好。此外针肾关穴治疗手腕痛亦同侧三里一样，效果很好，这些都是手足对应理论的发挥。此外，侧腕腕骨穴部位疼痛，多因摔倒时用手撑地所致，据笔者临床经验针对侧腕骨穴，加同侧后溪作为牵引穴极效。

七、膝痛

内关   太冲

（一）穴位解析

1.内关

【位置】在前臂掌侧，当曲泽与大陵的连线上，腕横纹上 2 寸（从腕横纹至肘横纹共 12 寸，当前臂近端 1/6 与远端 5/6 处），掌长肌腱与桡侧腕屈肌腱之间。（附图 22）

【针法】仰掌伸手取穴，病在左侧取右侧，病在右侧取左侧。直刺 0.8~1 寸，从两筋间刺入，针刺得气后，嘱患者做膝部伸直屈伸活动，可立觉轻松。一般留针 30 分钟，每隔 10 分钟捻针 1 次，或留针 45 分钟，每隔 15 分钟捻针 1 次，捻针时仍嘱患者活动膝部 0.5~1 分钟。

【解析】

（1）内关为笔者治膝痛第一要穴，在笔者 1975 年出版的《针灸经纬》中就已详述。

（2）手厥阴心包经与足阳明胃经相通，阳明经多气多血，故本穴善于调理气血。由于胃经通过膝眼，与膝痛关系密切，而内关通过胃与心包脏腑别通，故本穴善治膝痛。

（3）内关是手厥阴心包经络穴，又位居两筋之间，与筋相应，"以筋治筋"，故本穴治疗筋病如痉挛与屈伸不利之膝痛，效果很好。

（4）内关是八脉交会穴之一，通于阴维脉，又为手厥阴心包经之络穴，别走手少阳三焦经，理气作用极强，络穴善治血分病，故本穴气血皆调，为临床治疗膝痛常用穴。

2.太冲

【位置】在足背侧，足大趾本节后 2 寸，当第 1 跖骨间隙的后方凹陷处。（附图 31）

【针法】取患侧，针刺时从足背向下进针。针入 0.5 寸，嘱患者每隔数分钟活动膝部（做伸直及屈伸活动），以引针气，患者膝部可立觉轻松，留针 30 分钟，每隔 10 分钟捻针 1 次，或留针 45 分钟，每隔 15 分钟捻针 1 次，捻针时仍嘱患者活动膝部。

【解析】

（1）太冲自古以来就是治疗膝痛要穴。《肘后歌》《席弘赋》中都说太冲可以治疗膝痛，《通玄指要赋》《胜玉歌》中则说太冲能治行步艰难。

（2）太冲乃肝经原穴，善于理气，肝藏血，故太冲可疏肝理气、开郁行血。

（3）太冲为肝经输土穴，即木经土穴，能疏肝祛风（木的作用），还能调理脾胃、除湿（土的作用）。膝痛常由风与湿邪导致（木或土），本穴能治风、祛湿，治膝痛甚效。

（4）中医学有"膝者筋之府"之说，肝主筋，太冲在肝经上，故能治筋病，太冲穴属土，故能治肌肉疾病，可肝脾两治。太冲穴下有太冲脉，若太冲穴再向后贴骨就是火主穴，太冲透刺火主治疗膝痛效果更佳，盖贴骨进针应肾，以骨治骨，所以说针太冲能筋、骨、脉并治。

（二）对针理论及发挥

此为脏腑别通、体应、同名经相通组成的特效对针。笔者常用健侧（对侧）内关，配患侧（同侧）太冲来治疗膝痛，能很快见效。内关穴和太冲穴都是治疗穴，也可以说患侧太冲是牵引穴，牵引穴最常用的穴位是荥穴和输穴，尤其是输穴，因为"输主体重节痛"，内关与太冲一起使用效果非常好。此两穴上下交叉，能形成交济作用，调气作用很好。内关配太冲治疗膝痛，称为"膝痛杨二针A"。

心门穴　　火主穴

（一）穴位解析

1. 心门穴（董氏奇穴）

【位置】在尺骨鹰嘴突起下1.5寸，贴骨取穴。心门穴在小肠经合穴附近。（附图48）

【针法】手抚胸取穴，针入1.5~2寸，嘱患者每隔数分钟活动膝部（做伸直及屈伸活动），以引针气，患者膝部可立觉轻松。留针30分钟，每隔10分钟捻针1次，或留针45分钟，每隔15分钟捻针1次，捻针时仍嘱患者活动膝部。

【解析】

（1）本穴位于手太阳小肠经合穴小海附近，心经与小肠经相表里，故本穴能治心疾。笔者以太极全息观认为本穴接近肘尖与膝对应，故用于治疗膝痛甚效（治疗内侧膝痛尤效）。

（2）本穴贴骨进针，又手太阳小肠经主液，所以本穴善治膝部骨刺及退行性关节炎（滑囊液不足）。近几年笔者用心门治疗膝痛，尤其是骨刺膝痛者，配患侧太冲，效果显著。

2. 火主穴（董氏奇穴）

【位置】在太冲穴后5分，贴骨。（附图51）

【针法】自上向下直刺，针刺深度 0.5~1 寸。针入后，令患者稍活动膝部，留针 30 分钟，每 5~10 分钟捻针 1 次，并嘱患者每隔几分钟活动膝部。

【解析】

（1）火主在太冲穴后贴近骨缘。有许多针灸古籍中将太冲定位在火主穴处，有人认为此穴即为古之太冲穴。太冲善治风湿及筋肉疾病。

（2）太冲穴下有太冲脉，本穴贴骨治骨，与肾相应，针之可治筋、肉、骨、脉疾病，治疗膝痛疗效甚好。

（二）对针理论及发挥

此为全息、体应配伍组成的特效对针。心门、火主皆贴骨进针，心门全息对应膝盖，火主紧邻太冲，有太冲之效用，两穴合用治疗膝痛甚效，尤其善于治疗膝部骨刺及迟行性关节炎（滑囊液不足）。笔者数十年来以内关配太冲治疗多例膝痛患者甚效，此外，心门配火主治疗膝痛亦甚效。笔者临床治愈膝痛患者已有数百人。心门配火主称为"膝痛杨二针 B"。"膝痛杨二针 A"与"膝痛杨二针 B"两组穴位可以交替轮针。治疗膝痛患者只用上述方法即可。对于久病痼疾者，可刺血膏肓俞，加速痊愈。

八、脚踝痛

小节穴　　牵引针

（一）穴位解析

1. 小节穴（维杰奇穴）

【位置】在大指本节掌骨旁（在肺经上）赤白肉际处。（附图 45）

【针法】握拳（大拇指内缩）取穴，贴骨进针，针尖向大陵穴方向刺进 0.5 寸。得气后边捻针边令患者活动患侧脚踝（由轻到重），疼痛即刻减轻。留针 30 分钟，留针期间反复运针 3~4 次，运针时仍嘱患者活动脚踝。

【解析】

（1）小节是笔者研创之奇穴，根据太极对应，本穴是治疗脚踝痛及脚踝扭伤的特效穴位。

（2）内足踝与脾经关系密切，外足踝与膀胱经关系密切。本穴位于手太阴肺经，手太阴肺经与足太阴脾经相通，且肺与膀胱脏腑别通，故针刺本穴可以治疗内、外侧足踝疼痛。

（3）笔者曾以小节穴治愈数百例内、外足踝扭伤患者，包括国家队运动员，多数患者治疗 1 次后痊愈。

2.牵引针

脚踝疼痛,可针刺小节穴加牵引针,双针配合,治疗脚踝痛效果尤佳。内踝痛患者加脾经太白穴牵引,外踝痛患者加胆经足临泣穴牵引。

(二)对针理论及发挥

此为太极全息及牵引穴配伍组成的特效对针。笔者治疗脚踝疼痛数年不愈者,常针刺小节穴,但手指部位离脚踝处较远,所谓"治下焦如权",针小节时深度应至地部,然后视脚踝疼痛部位在内、外脚踝处加牵引针,内踝痛者加脾经输穴太白,外踝痛者加胆经输穴足临泣,两穴皆为输穴,治疗痛证皆有特效。小节配太白称为"踝二针A",小节配足临泣称为"踝二针B"。

笔者按:若脚踝扭伤红肿,可先针手解穴消肿止痛,再针上述对针,可收到较好效果。

九、足跟痛

灵骨穴   束骨

(一)穴位解析

1.灵骨穴(董氏奇穴)

【位置】在手背,拇指与食指叉骨间,合谷穴向后第1掌骨与第2掌骨接合处。(附图42)

【针法】取健侧穴位,握拳取穴,在拇指、食指叉骨间,第1掌骨与第2掌骨接合处贴骨进针,直刺1.5寸。针入后令患者踩跺患侧足跟部活动1~2分钟。留针30分钟,每隔10分钟捻针1次,捻针时仍嘱患者踩跺患侧足跟部。

【解析】

(1)足跟痛是临床常见疾病之一,中医学认为足跟痛与风、寒、湿邪有关。灵骨穴在合谷(木)与阳溪(火)之间,有补气温阳的作用,善于治疗风、寒、湿邪导致的疾病。

(2)根据太极全息对应,灵骨对应足跟,因此能治疗足跟痛。

(3)西医学认为足跟痛多因钙盐沉积于韧带或肌筋,也可因跟骨骨质增生导致。本穴贴骨进针应肾,以骨治骨,治疗足跟骨刺甚效。笔者在临床时发现,在针刺5~10分钟后,自觉足跟处有不同程度灸热感的患者,疗效更佳。

2.束骨

【位置】在足外侧,足小趾本节(第5跖趾关节)的后方,赤白肉际处。(附图9)

【针法】取患侧穴位,直刺1寸。针入后令患者踩跺患侧足跟部1~2分钟。留针 30 分钟，每隔 10 分钟捻针 1 次，捻针时仍嘱患者踩踩患侧足跟部。

【解析】

（1）束骨是膀胱经输穴，输主体重节痛，故本穴可用于治疗痛证，"经脉所过，主治所及"，本穴对于本经所过之处出现的痛证皆有疗效。

（2）束骨为水经木穴，对于肾虚导致的足跟痛能起补水润木的作用。

（3）足跟痛常因骨刺引起，本穴贴骨进针，善治骨疾，对于肾虚引起的足跟痛甚效。

（二）对针理论及发挥

此为太极全息、体应、经络及牵引穴配伍组成的特效对针。治疗足跟痛的穴位，大部分都在手上（灵骨、大陵、足跟点、五虎五等），多与全息对应有关，取上述任一穴治疗足跟痛皆有效。笔者最常取灵骨穴配脚上的束骨穴作为牵引，疗效甚好。灵骨在太极全息中对应足跟，针刺灵骨能温阳祛寒，且贴骨进针，善治骨疾（足跟痛常因骨刺引起）。足跟痛患者多有肾虚之象，束骨为水经木穴，对于肾虚导致的足跟痛能起补水润木的作用。束骨作为治疗针也是牵引针（因此针患侧较好）。灵骨与束骨配合治疗足跟痛特效，称为"足跟二针"。

第四节　胸腹肋痛

一、胸痛

内关　　鱼际

（一）穴位解析

1. 内关

【位置】在前臂掌侧，当曲泽与大陵的连线上，腕横纹上 2 寸，掌长肌腱与桡侧腕屈肌腱之间。（附图 22）

【针法】用毫针直刺 0.5~1 寸，留针 30 分钟。其间每隔 10 分钟运针 1 次。宜用重泻法加强针感。同时嘱患者深呼吸以利胸膺。

【解析】

（1）内关穴应用非常广泛，主治亦多，且是手厥阴心包经的络穴，别通手少阳三焦经，属八脉交会穴之一，通于阴维脉，阴维脉主一身之阴，与公孙通于冲脉，会合于心、胸、胃，故内关可以治疗心、胸、胃部的疾病。

（2）《五总穴歌》中有"胸膺内关谋"之句，把内关与足三里、合谷、列缺、委中相提并论，本穴为总治胸部病变要穴。

（3）内关乃心包经的络穴，"系于心包，络心系"，与心密切相关，故善治心脏疾病，还能缓解心绞痛。现代临床试验证明针刺内关确能增强左心房功能，增强心肌收缩力。

（4）内关为心包经的络穴，心主血脉，可络通于三焦经，故针刺本穴可调理十二正经之气血，治疗气滞血瘀所致病证效果较佳。本穴还有安神镇定之效，能宽胸理气，善于治疗胸痛、肋痛、胸部满闷、哮喘、胸胁苦满胀痛等病证。

2. 鱼际

【位置】在手拇指本节（第1掌指关节）后凹陷处，约当第1掌骨中点桡侧，赤白肉际处。（附图1）

【针法】取双侧穴位。在鱼际穴附近寻找压痛点，直刺0.5~1寸。得气后施以提插捻转手法，强刺激，并嘱患者深呼吸，留针30分钟，每隔10分钟捻针1次。

【解析】

（1）《灵枢·厥病》："厥心痛，卧若徒居心痛间，动作痛益甚，色不变，肺心痛也，取之鱼际、太渊。"《铜人腧穴针灸图经》："鱼际……痹走胸背，痛不得息。"都指出鱼际能治疗胸痛。

（2）鱼际乃肺经荥穴，善治肺热，本穴治疗肺及胸膜病变导致的胸痛，疗效甚佳。

（3）鱼际在手掌之太极全息对应于胸部，这也是针刺本穴治疗胸部病变有效的原因之一。

（二）对针理论及发挥

此为古经验、经络、太极全息组成的特效对针。治疗胸痛的特效穴很多，基本上都与心（内关、火包、火陵、通山）、肺（鱼际、重子、重仙、驷马）有关，也就是说能治疗心肺病变的穴位，也多能治疗胸痛。笔者最常用内关配鱼际治疗胸痛，内关乃心包经的络穴，通心包与心，素为治疗胸痛要穴，鱼际乃肺经荥穴，善于治疗肺热及胸膜病变导致的胸痛，且鱼际在手掌之太极全息对应于胸部。两穴合用治疗胸痛效果甚佳，称为"胸痛二针"。

笔者按：内关配重仙亦称为"胸痛二针"。重仙穴在拇指骨与食指骨夹缝间，离虎口2寸，与手背灵骨穴正对相通。针刺时，用1.5寸针，针刺1寸，一般针1穴（重仙）即可，与重子倒马，两针同时下针，效果更佳。得气后施以提插捻转手法，强刺激，并嘱患者深呼吸，留针30分钟，每隔10分钟捻针1次。重仙在肺经区域临近鱼际，故可治疗胸痛、肺炎、支气管炎、支气管哮喘、咯痰困难等病。重仙穴治疗肺及胸膜病变导致的胸痛，疗效甚佳，一般针刺后可即刻缓解症状。

二、胁肋痛

阳陵泉　　支沟

（一）穴位解析

1.阳陵泉

【位置】在小腿外侧，当腓骨头前下方凹陷处。（附图 29）

【针法】针刺患侧。用毫针直刺 1.5~2 寸，得气后施以泻法（或强捻针），嘱患者深呼吸，并做伸腰动作以利胸胁，患者疼痛会立刻减轻，留针半小时。每 10 分钟捻针 1 次，仍嘱患者深呼吸和做伸腰动作以利胸胁。

【解析】

（1）阳陵泉为胆经合穴，由于经络循行关系，治疗胁肋痛甚效。

（2）古歌诀中治疗胁肋痛常取阳陵泉。《针灸甲乙经》中说："胁下支满，呕吐逆，阳陵泉主之。"《灵枢·九针十二原》曰："疾高而外者，取之阳之陵泉也。"《杂病穴法歌》曰："胁痛只须阳陵泉。"《通玄指要赋》中说："胁下肋边者，刺阳陵而即止。"阳陵泉配支沟效果更佳，《得效应穴针法赋》曰："胁下肋边者刺，阳陵而即止，应在支沟。"强调治疗胁肋痛取阳陵泉配合支沟穴应用，效果尤佳。

（3）"合主逆气而泻"，阴陵泉乃胆经合穴，可调节脏腑和少阳经气，治疗胁痛效果较好。

2.支沟

【位置】在前臂背侧，当阳池与肘尖的连线上，腕背横纹上 3 寸，尺骨与桡骨之间。（附图 24）

【针法】取健侧穴位。用毫针直刺 1.5~2 寸，得气后施以提插捻转手法，强刺激，行针时嘱患者做深呼吸和伸腰动作以利胸胁，一般针刺后即刻感觉症状有所减轻。留针 30 分钟，每 5~10 分钟运针 1 次，仍嘱患者做深呼吸和伸腰动作以利胸胁。

【解析】

（1）支沟治疗肋间神经痛确有特效。胁痛多与肝胆相关，肝脏位于肋骨之下，肝经经络循行于两胁，足少阳胆经与足厥阴肝经相表里，"经脉所过，主治所及"，故本穴治疗胁肋痛甚效。

（2）《针灸甲乙经》中说："……胁腋急痛，支沟主之。"《标幽赋》中说："胁疼肋痛针飞虎。"《玉龙歌》曰："若是胁疼并闭结，支沟奇妙效非常。"《医宗金鉴》

中说："支沟……胁肋疼痛。"古代众多经典医籍中都认为支沟治疗胁肋疼痛特效。

（3）此外《得效应穴针法赋》中说："胁下肋边者刺阳陵而即止，应在支沟。"支沟穴治疗肋间神经痛配合阳陵泉效果卓著。

（4）支沟乃三焦经之经穴，有疏通经气、开窍、开郁散滞、活络散瘀之效，对于气机升降不调，肝气郁结所致胁痛疗效显著。

（二）对针理论及发挥

此为经络（同名经）及特效穴组成的特效对针。笔者临床治疗胁肋痛，基本上以手足少阳经穴为主，常取足少阳胆经或手少阳三焦经之穴位。阳陵泉与支沟都是治疗胁肋痛之要穴，但据笔者经验，阳陵泉治疗侧面胁肋痛效果较佳，支沟治疗前侧胁肋痛效果较佳。若遇从腋下至髋骨大面积胁肋痛患者，可用支沟配阳陵泉治疗整个胁肋痛，此两穴合用称为"胁肋二针"。

三、胃痛

梁丘　　内关

（一）穴位解析

1. 梁丘

【位置】屈膝，在大腿前面，当髂前上棘与髌底外侧端的连线上，髌底上 2 寸。（附图 7）

【针法】直刺，从前外略向后内刺入 5 分，得气后按揉胃部，可立止胃痛，留针 30 分钟，每 5~10 分钟捻针 1 次，仍嘱患者按揉胃部。

【解析】梁丘乃胃经郄穴，郄穴系气血汇聚之处，本穴有理气、止痛、止血之功，且阳明经多气多血，故梁丘乃多气多血之穴，针刺梁丘能迅速调理气血，治疗急性胃痛特效。

2. 内关

【位置】在前臂掌侧，当曲泽与大陵的连线上，腕横纹上 2 寸，掌长肌腱与桡侧腕屈肌腱之间。（附图 22）

【针法】舒腕仰掌单侧取穴。用毫针直刺或向上方斜刺 1 寸，行雀啄提插手法，嘱患者深呼吸，并同时揉摩腹部，直至胃痛消失，再留针 30 分钟，每 5 分钟运针 1 次，反复行雀啄提插手法，并轻揉腹部，仍嘱患者深呼吸。

【解析】

（1）内关是应用非常广泛的穴位，主治亦多，系手厥阴心包经的络穴，与手少阳三焦经相会于胸，且为八脉交会穴之一，通于阴维脉，阴维脉主一身之阴，配合公孙与冲脉交会，故内关可治胸腹诸证。

（2）内关为心包经络穴，胃与心包络脏腑别通，故针刺内关可治疗胃部病变。

（二）对针理论及发挥

此为经络、脏腑别通、络穴、郄穴配伍组成的特效对针。治疗胃痛的特效穴位很多，选穴一般以胃经之梁丘（郄穴）、陷谷（输穴）、足三里（合穴）为主，其次因胃与心包络相通，也会取内关、劳宫等穴。笔者最常取内关配梁丘治疗胃痛，内关配梁丘称为"胃痛二针"

四、腹痛

内关　　梁丘

（一）穴位解析

1. 内关

【位置】在前臂掌侧，当曲泽与大陵的连线上，腕横纹上2寸，掌长肌腱与桡侧腕屈肌腱之间。（附图22）

【针法】①取单侧内关穴刺入1寸，行雀啄提插手法，嘱患者深呼吸，同时并揉摩腹部，直至腹痛消失，再留针30分钟，每5分钟运针1次，反复行雀啄提插手法，并轻揉腹部，仍嘱患者深呼吸。②取单侧内关穴，用毫针直刺，深达对侧外关穴皮下为止（以能触到针尖为准，但切勿穿透皮肤），然后反复施行雀啄提插手法，并嘱患者深呼吸多次，同时让患者轻揉腹部数分钟，直至腹痛消失，再留针30分钟，每5分钟运针1次，仍反复行雀啄提插手法，并嘱患者深呼吸多次，并轻揉腹部1分钟。

【解析】

（1）内关是应用非常广泛的穴位，主治亦多，系手厥阴心包经的络穴，与手少阳三焦经相会于胸，且为八脉交会穴之一，通于阴维脉，阴维脉主一身之阴，配合公孙与冲脉交会，故内关可治胸腹诸证。

（2）内关乃心包经的络穴，循行于心胸区域，故可治心胸区域病变。笔者临床经验表明针刺内关能温经止痛，还能增强身体疼痛阈值。

（3）针内关透外关疗效更好，因外关乃三焦经络穴，自古以来就是治疗腹部疾病的要穴。如外关配大陵可治腹痛（《玉龙歌》），外关配支沟可治肚痛秘结（《玉龙赋》），外关配照海可下产妇之胎衣（《标幽赋》）。杨继洲说："三焦乃阳气之父，心包乃阴血之母。"此二经有调节全身气血的作用。

2. 梁丘

【位置】屈膝，在大腿前面，当髂前上棘与髌底外侧端的连线上，髌底上2寸。（附图7）

【针法】常规消毒后，用毫针进针，直刺1.2寸，行雀啄提插手法，嘱患者深呼吸，并同时揉摩腹部，直至腹痛消失，再留针30分钟，每5分钟运针1次，反复行雀啄提插手法，并轻揉腹部，仍嘱患者深呼吸。

【解析】

（1）梁丘为足阳明胃经的郄穴，郄穴为气血汇聚之处，可理气、止痛、止血，阳明经多气多血，故梁丘乃多气多血之穴。针刺梁丘能迅速调理气血，治疗急性气血不合之病变甚效，还可以疏肝和胃、理气止痛，临床上常用于治疗胃腑病证。

（2）针刺梁丘能迅速缓解疼痛，但注意孕妇禁针。

（二）对针理论及发挥

此为经络、脏腑别通、络穴、郄穴组成的特效对针。内关透外关疗效更好。因内关乃心包经络穴，外关乃三焦经络穴，此两穴自古以来就是治疗腹部疾病的效穴。梁丘为治疗腹痛及急性腹痛之特效穴。笔者临床治疗急性腹痛用此对穴能迅速缓解疼痛。内关配梁丘称为"腹痛二针"。

笔者按：临床试验证明针灸能迅速缓解急性腹痛，在腹痛缓解后，应对腹痛病因做进一步研究。若以腹痛为主要症状，且疼痛相当严重，检查腹部时又发现明显压痛部位，伴腹肌紧张或反跳动，或触及包块者，应当考虑急腹症。对于急腹症患者需送医院紧急治疗，不可妄自草率处理，以免延误病情。如果疼痛难忍，下面几个穴位对腹痛有一定诊断和缓解作用。①地机（脾经郄穴）：能反应并治疗胰腺炎。②梁丘（胃经郄穴）：能反应并治疗胃痉挛、胃扩张、胃溃疡伴穿孔。③温溜（大肠经郄穴）：能反应并治疗肠梗阻、肠穿孔。④养老（小肠经郄穴）：能反应并治疗阑尾炎、肠穿孔。⑤中都（肝经郄穴）：能反应并治疗胆石症及肝胆疾病。⑥外丘（胆经郄穴）：能反应并治疗胆石症及胆囊炎。

此外经外奇穴"阑尾穴"也可用于治疗急腹症，阑尾穴位于足三里下1寸，在阑尾发炎时会出现压痛点，快速在压痛点进针针刺，深度一般1~1.5寸。得气后加大旋转幅度及频率，针感常见酸、麻、胀，针感强烈者止痛效果非常明显。得气后留针30~60钟，每隔5~10分钟行针1次。强刺激手法捻转、提插约半分钟（以患者能忍受为度）。针刺本穴治疗急腹症每能取得较为满意的效果。

五、前阴痛

行间　　外间穴

（一）穴位解析

1. 行间

【位置】在足背侧，当第 1、第 2 趾间，趾蹼缘后方赤白肉际处。（附图 31）

【针法】用毫针刺入 0.5~1 寸，平补平泻，运针时嘱患者提肛收小腹，使气往小腹和阴部运行，留针 30 分钟，留针期间每 5 分钟行针 1 次，运针时仍嘱患者提肛收小腹。

【解析】

（1）行间是肝经上的荥火穴，为肝经的子穴，可泻肝，本穴与龙胆泻肝汤之功用相似。

（2）荥穴能清热，因此本穴善治生殖器热证、炎症，对生殖器疾患（月经不调、子宫出血）、遗溺、胆结石、疝气、呕吐等非常有效。

2. 外间穴（董氏奇穴）

【位置】浮间、外间两穴均在阴掌（掌心）食指第 2 节之 B 线上，取穴采用三分点法，下穴为外间，上穴为浮间。（附图 36）

【针法】用毫针刺入 3 分，平补平泻，运针时嘱患者提肛收小腹，使气往小腹和阴部运行，留针 30 分钟，留针期间每 5 分钟行针 1 次，运针时仍嘱患者提肛收小腹。

【解析】根据大太极之手躯顺对，外间穴可治疗前阴腹股沟部位之疾患，如疝气、尿路感染、肠胀气、前列腺炎等。

（二）对针理论及发挥

此为经络循经、别通经、太极全息、针方对应组成的特效对针。行间为肝经腧穴，由于肝经经过并绕行前阴 1 周，因此行间能治疗前阴病，行间又为肝经的荥（子）穴，可泻肝，与龙胆泻肝汤之功用相似，故善治生殖器热证、炎症。外间穴根据大太极的手躯顺对，可治疗前阴部位病变。笔者常用行间配外间治疗前阴病，两穴合用称为"前阴二针"。

笔者按：灵骨穴配行间亦为治疗前阴病之特效对针。灵骨在拇指、食指叉骨间，第 1 掌骨与第 2 掌骨接合处。针刺时，用毫针刺入 1~1.5 寸，平补平泻，运针时嘱患者提肛收小腹，留针 30 分钟，留针期间每 5 分钟行针 1 次，运针时仍嘱患者提肛收小腹。根据大太极的手躯顺对来看，灵骨与前阴部处在同一水平，从微太极对应来看，灵骨穴与下焦相应，故灵骨穴可治疗阴部和腿部疾病，又大肠与肝通，肝经绕阴部1周，灵骨为大肠经穴位，故而能治疗阴部疾病。

第五节　五官痛

一、眼痛

行间　三间

（一）穴位解析

1. 行间

【位置】在足背侧，当第1、第2趾间，趾蹼缘后方赤白肉际处。（附图31）

【针法】用毫针刺入0.5~1寸，平补平泻，运针时嘱患者闭张眼睛，留针30分钟，留针期间每5分钟行针1次，运针时仍嘱患者闭张眼睛。

【解析】

（1）行间是肝经的荥穴，荥主身热，故本穴善治各种热证和炎症。

（2）本穴为肝经子穴，可疏泄肝经，当肝气郁而化火时，针刺本穴能清火，本穴与龙胆泻肝汤的作用相似，都能治疗眼或下焦有热。笔者用此穴治疗多例青光眼患者，效果很好。

2. 三间

【位置】微握拳，在手食指本节（第2掌指关节）后，桡侧凹陷处。（附图2）

【针法】直刺，从桡侧向尺侧刺入，针5分，贴骨进针效果更佳。

【解析】

（1）三间是大肠经的输穴，太极全息对应头面，故可治疗头痛和眼睛疼痛。

（2）《百症赋》中说："目中漠漠，即寻攒竹、三间。"《眼科捷径》则说："三间治目疾、口干等病。"多本古籍中都认为三间可治疗各种面部疾病。

（3）大肠与肝脏腑别通，三间也是属木的穴位，亦与肝相应，故本穴是治疗眼病的经验效穴。

（二）对针理论及发挥

此为经络循经、脏腑别通及太极全息组成的特效对针。治疗眼痛的穴位多以肝经、胆经穴位为主，大肠与肝脏腑别通，可取大肠经穴位治疗眼病。行间是肝经的荥穴，又为肝经子穴，有疏肝理气的作用，治疗眼病甚效。行间穴配三间称为"眼痛二针"。

二、耳痛

太溪　　液门

（一）穴位解析

1.太溪

【位置】在足内侧，内踝后方，当内踝尖与跟腱之间的凹陷处。（附图 19）

【针法】针入穴位，得气后嘱患者用双手捏住鼻孔，轻轻地由内向外鼓气，每 5 分钟重复此动作 1 次。

【解析】

（1）肾开窍于耳，耳痛与肾密切相关，太溪穴为肾经的输穴，可治疗肾经循行部位病证。

（2）太溪是肾经的原穴，可调肾，善治耳病。

2.液门

【位置】在手背部，当第 4、第 5 指间，指蹼缘后方赤白肉际处。（附图 23）

【针法】针入穴位，得气后嘱患者用双手捏住鼻孔，轻轻地由内向外鼓气，每 5 分钟重复此动作 1 次。

【解析】

（1）液门是三焦经的荥穴，荥主身热，针刺液门可治疗三焦经之热证。根据笔者经验，该穴可治疗上、中焦壅热引起的五官咽喉之疾，本穴治疗喉咙肿胀与耳疾，效果甚佳。

（2）三焦经循行绕耳，荥输主外经，故针刺液门穴可治疗耳痛。

（二）对针理论及发挥

此为经络、特定穴、太极全息组成的特效对针。治疗耳痛多取手足少阳经之液门、中渚、风市、三叉三（奇穴，但位于三焦经）穴，以及肾经之涌泉、太溪穴。此外，大肠经之手三里善治气逆之耳痛，制污穴善治污水导致的耳痛。笔者最常用液门配伍太溪。肾开窍于耳，耳痛与肾的关系密切，太溪穴为肾经输穴，输穴善治痛证，故太溪能治疗耳痛。三焦经循行绕耳，液门为三焦经的荥穴，还是治疗五官咽喉疾病之要穴。液门配太溪称为"耳痛二针"。

笔者按：太溪配三叉三穴亦为治疗耳痛之特效对针。三叉三穴在手背，第 4、第 5 指指缝（歧骨）间陷中为液门穴，旁边筋下骨旁为三叉三穴。握拳取穴，避开可见浅静脉，沿筋下贴骨间隙进针 1~1.5 寸，局部可有酸、麻、重胀感。有针感后嘱患者用双手捏住鼻孔，轻轻地由内向外鼓气，每 5 分钟重复此动作 1 次。液门是位于手少阳三焦经上的荥穴，三焦经绕耳循行，荥穴主治热证与外经（《黄帝内经》说"荥输治外经"），故液门能清热泻火、祛风止痛。三叉三与液门穴紧邻，根据太极全息，三叉三穴与面部五官对应，故本穴可治疗五官病变。三叉三穴在筋之旁，与肝、与风相应，贴骨缘进针又与肾相应，肾开窍于耳。在三叉三穴针 1 寸可达中渚穴（五行属土），故在三叉三穴针刺也能有中渚穴的功效。所以说针刺三叉三穴配液门可治疗各种耳痛，效果显著。

三、鼻痛

三叉三穴　　木穴

（一）穴位解析

1. 三叉三穴（董氏奇穴）

【位置】在手背，第 4、第 5 指指缝（歧骨）间陷中为液门穴，旁边筋下骨旁为三叉三穴。（附图 61）

【针法】握拳取穴，避开可见浅静脉，沿筋下贴骨间隙进针 1~1.5 寸，局部可有酸、麻、重胀感，有针感后嘱患者轻微擤鼻活动鼻部（或稍微按摩）半分钟，以引针气，留针 30 分钟，每隔 10 分钟捻针 1 次，捻针时仍嘱患者轻微擤鼻活动鼻部（或稍微按摩）半分钟。

【解析】

（1）本穴在太极全息中对应五官区，是治疗五官疾病的重要穴位。

（2）三叉三穴紧邻液门穴，也兼具液门穴的功效。众所周知，液门穴是治疗五官病的要穴。

（3）按先天卦，本穴在乾卦之位，故可祛风；根据后天卦，本穴位于坤卦之位，土性健脾益气，故可治鼻病。

2. 木穴（董氏奇穴）

【位置】在掌面食指之内侧。本穴位于阴掌食指第一节 D 线，计有二穴，取穴采取三分点法。（附图 37）

【针法】针刺深度 2~3 分。有针感后嘱患者轻微擤鼻活动鼻部（或稍微按摩）半分钟，以引针气，留针 30 分钟，每隔 10 分钟捻针 1 次，捻针时仍嘱患者轻微擤鼻活动鼻部（或稍微按摩）半分钟。

【解析】

（1）木穴位于食指（大肠经）上，大肠与肝脏腑别通，故本穴可以治疗各种与肝相关的病证，具有清利头目、开窍疏肝的作用。

（2）根据"经脉所过，主治所及"，本穴透过大肠经与肺经相表里，因此治疗鼻病有效。

（3）木穴位于荥穴的附近，故能清大肠经之热，治疗鼻病很有效果。

（二）对针理论及发挥

此为全息对应、脏腑别通、特效穴组成的特效对穴。治疗鼻病，取穴一般不外乎大肠经、胃经、肝经穴位。大肠经与胃经循行环绕鼻周，肝经"循喉咙之后，上入颃颡"，走鼻腔内部。三叉三是治疗五官疾病的重要穴位，有健脾益气之效，因此治疗鼻病甚佳。木穴透过大肠经与肺经相表里，又大肠与肝脏腑别通，故治疗鼻病有显著疗效。笔者常以三叉三穴配木穴治疗各种鼻病，效果较好。三叉三穴配木穴，称为"鼻痛二针"。

四、牙痛

内庭　　二间

（一）穴位解析

1. 内庭

【位置】在足背，当第2、第3趾间，趾蹼缘后方赤白肉际处。（附图9）

【针法】用毫针刺患侧内庭穴（健侧亦效），捻转进针5分左右，强刺激，嘱患者轻轻咬牙，留针30分钟，每5分钟强捻针1次，捻针时仍嘱患者轻轻咬牙。

【解析】内庭穴是足阳明胃经的荥穴，能清利虚热、滋阴养血。齿龈肿痛多因胃经火热上攻，因此针刺内庭可治疗牙痛，尤其是上牙痛，效果更佳。

2. 二间

【位置】微握拳，在手食指本节（第2掌指关节）前下方，桡侧凹陷处。（附图2）

【针法】直刺，从桡侧向尺侧刺入。针入3分，强刺激，嘱患者轻轻咬牙，留针30分钟，每5分钟强捻针1次，捻针时仍嘱患者轻轻咬牙。

【解析】

（1）二间穴是大肠经上的荥穴，属水，也是该经的子穴，针刺本穴可泻大肠经之实证、热证，治齿痛甚效。

（2）根据多首古代针灸歌诀（《玉龙赋》《长桑君天星秘诀歌》《席弘赋》）可知，二间穴治疗牙痛，确有效验。从经络来看，大肠经循行经过下牙，故治下牙痛尤其有效。

（二）对针理论及发挥

此为经络配特定穴组成的特效对针。牙痛病因不外乎胃肠火与肾火，由于大肠经先至下牙，故治疗下牙痛多取大肠经穴位，又因胃经先至上牙，所以治疗上牙痛多取胃经穴位。笔者治疗牙痛常用二间配内庭，两穴皆为荥穴，皆能清火。内庭穴是足阳明胃经的荥穴，偏于治上牙痛，二间穴是大肠经的荥穴，偏于治下牙痛。二间配内庭称为"牙痛二针"。

笔者按：由于肾主骨，所以牙龈痛还可取肾经之太溪，治疗牙龈痛甚效。

五、喉痛

鱼际　　液门

（一）穴位解析

1. 鱼际

【位置】在手拇指本节（第 1 掌指关节）后凹陷处，约当第 1 掌骨中点桡侧，赤白肉际处。（附图 1）

【针法】仰掌，在第 1 掌骨掌侧中部，赤白肉际处取穴。斜刺，针尖微斜向掌内刺入。针入 5 分，得气后嘱患者吞咽口水，可立感轻松。留针 30 分钟，每 5 分钟捻针 1 次，捻针时仍嘱患者吞咽口水。

【解析】

（1）鱼际是肺经上的荥穴，荥主身热，故本穴可清肺经之热，对于风袭肺卫的发热证有直接退热的作用，主治咽喉、胸部、肺部的病证。

（2）"荥输治外经"，荥穴善治经络及外感病证。鱼际尤善治外感病证（外感病证与肺关系密切），治疗感冒、支气管炎、肺炎、急性扁桃体炎、咽喉肿痛等甚效。

（3）临床上，鱼际可用于治疗肺经有热引起的咽痛，本穴与三焦经的液门穴合用，治疗急性扁桃体炎特效。

2. 液门

【位置】在手背部，当第 4、第 5 指间，指蹼缘后方赤白肉际处。（附图 23）

【针法】握拳取穴。直刺，从上向下，针入 0.5~1 寸，透针可达 1.5 寸。本穴贴近无名指之骨旁筋下进针，即针三叉三穴，疗效更好。得气后嘱患者吞咽口水，可立感轻松。留针 30 分钟，每 5 分钟捻针 1 次，捻针时仍嘱患者吞咽口水。

【解析】

（1）液门是三焦经上的荥穴，荥主身热，针刺本穴可疏利三焦邪热，尤其适用于上中焦有热引起的五官及咽喉病证。

（2）根据太极对应，荥穴的位置与面部五官相应，本穴透针而入，治疗眼、耳、嘴、鼻部病证均有效，本穴为治疗五官病的重要穴位。

（3）笔者经常用本穴治疗咽喉痛（配合鱼际效果更好），针刺本穴对耳鸣、耳痛、中耳炎、眼疾、鼻塞、牙痛等均有疗效。

（4）当外邪阻于三焦，干扰上焦与中焦之气的循行，从而引起咽、头、面、目、耳等病证，可刺本穴疏利三焦邪热，本穴治疗五官病甚效。

（二）对针理论及发挥

此为经络、荥穴组成的特效对针。《百症赋》中说："喉痛兮，液门、鱼际去疗。"根据笔者经验，液门配鱼际治疗喉痛确有卓效。鱼际是肺经上的荥穴，荥主身热，可清肺经之热，"荥输治外经"，故鱼际善治本经及外感病证，鱼际治疗感冒、支气管炎、肺炎、急性扁桃体炎、咽喉肿痛甚效。液门是三焦经的荥穴，荥主身热，刺液门穴可疏利三焦邪热，尤其适用于上中焦有热引起的五官及咽喉病证。笔者常以液门配鱼际治疗喉痛，治疗时不必双手四穴皆刺，若针左手鱼际，就配右手液门，若针右手鱼际，就配左手液门。两边各针一穴即可，捻针时，双手齐捻，并令患者吞咽唾液，动引其气，两穴之气，在喉部交应，可立止喉痛。液门配鱼际称为"喉痛二针"。

笔者按：笔者治疗急性喉痛，多在少商、商阳点刺出血，或针鱼际、液门。鱼际配液门治疗急慢性喉痛皆有效，是笔者治喉痛最常用之对穴，在少商、商阳点刺出血后不必留针。

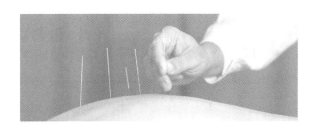

附　录

常用穴位图

十四经穴
（按经络循行次序排列）

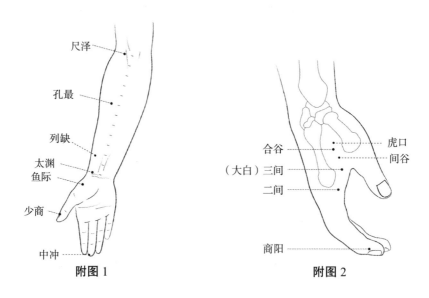

尺泽

孔最

列缺

太渊
鱼际

少商

中冲

附图 1

合谷

（大白）三间

二间

虎口
间谷

商阳

附图 2

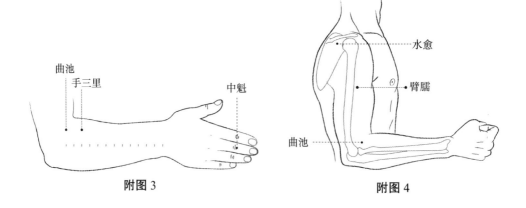

曲池
手三里

中魁

附图 3

水愈

臂臑

曲池

附图 4

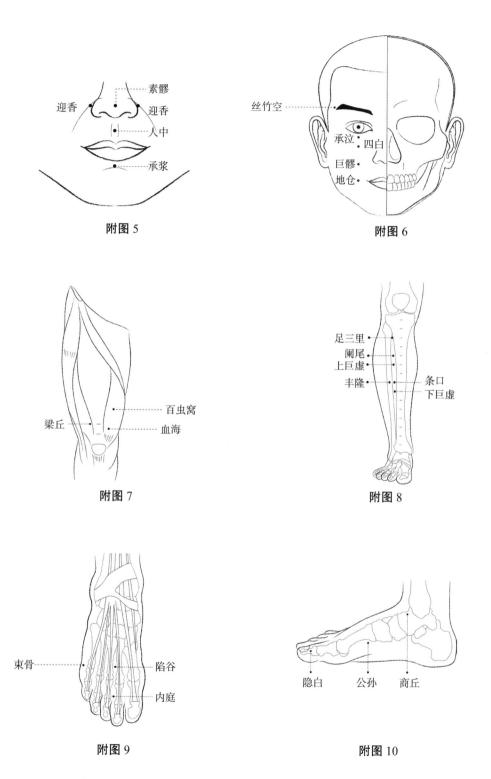

附图 5

附图 6

附图 7

附图 8

附图 9

附图 10

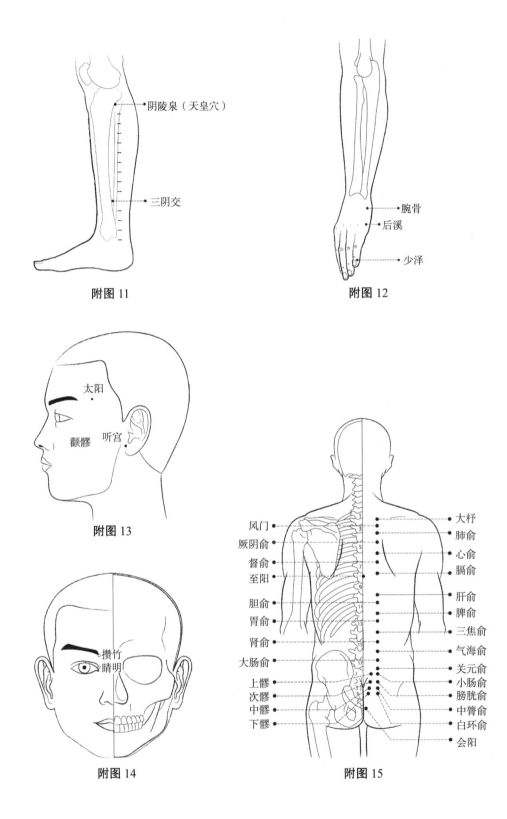

阴陵泉（天皇穴）

三阴交

附图 11

腕骨
后溪
少泽

附图 12

太阳

颧髎 听宫

附图 13

攒竹
睛明

附图 14

风门
厥阴俞
督俞
至阳
胆俞
胃俞
肾俞
大肠俞
上髎
次髎
中髎
下髎

大杼
肺俞
心俞
膈俞
肝俞
脾俞
三焦俞
气海俞
关元俞
小肠俞
膀胱俞
中膂俞
白环俞
会阳

附图 15

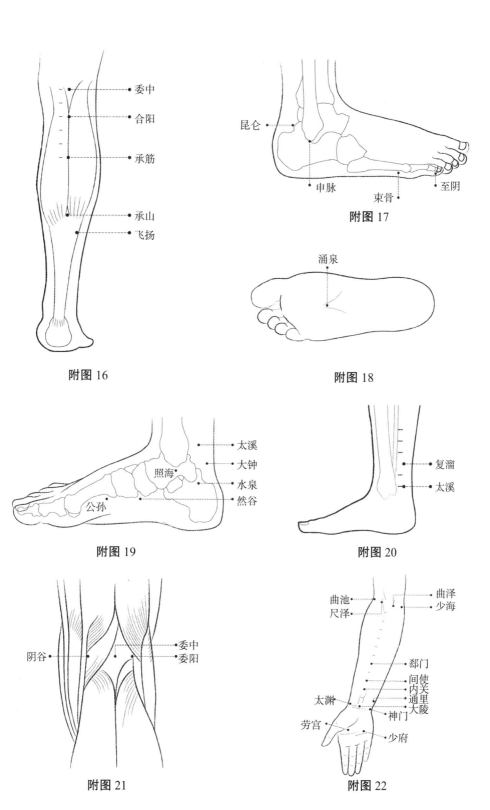

委中
合阳
承筋
承山
飞扬

附图 16

昆仑
申脉
束骨
至阴

附图 17

涌泉

附图 18

太溪
大钟
水泉
然谷
照海
公孙

附图 19

复溜
太溪

附图 20

阴谷
委中
委阳

附图 21

曲池
尺泽
曲泽
少海
郄门
间使
内关
通里
太渊
神门
大陵
劳宫
少府

附图 22

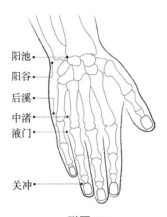

附图 23

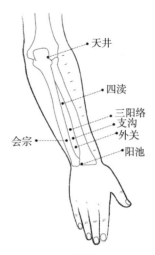

附图 24

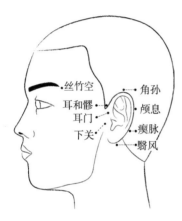

附图 25

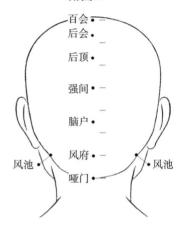

附图 26

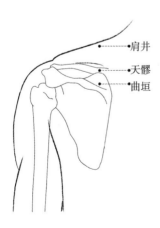

附图 27

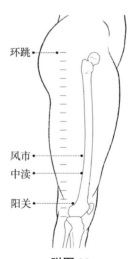

附图 28

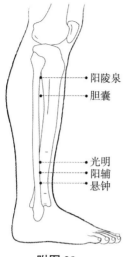

阳陵泉
胆囊

光明
阳辅
悬钟

附图 29

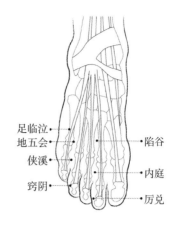

足临泣
地五会
侠溪
窍阴

陷谷
内庭
厉兑

附图 30

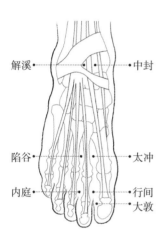

解溪
中封

陷谷
太冲

内庭
行间
大敦

附图 31

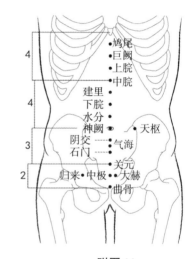

鸠尾
巨阙
上脘
中脘
建里
下脘
水分
神阙
天枢
阴交
气海
石门
关元
归来·中极·大赫
曲骨

附图 32

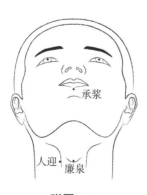

承浆

人迎
廉泉

附图 33

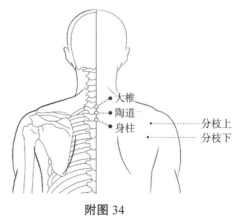

大椎
陶道
身柱
分枝上
分枝下

附图 34

附 录　193

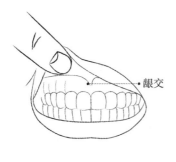

附图 35

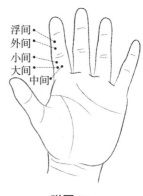

附图 36

董氏奇穴
（按一至十二部位次序排列）

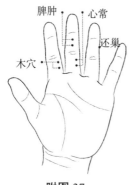

附图 37

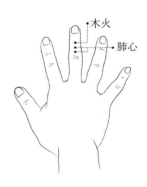

附图 38

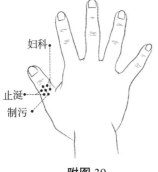

附图 39

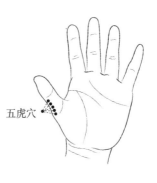

附图 40

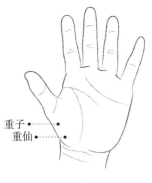

重子•----•
重仙•----•

附图 41

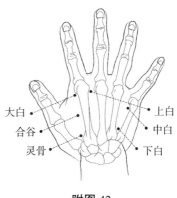

大白•---- •上白
合谷•---- •中白
灵骨•---- •下白

附图 42

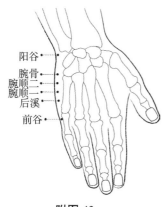

阳谷•
腕骨•
腕顺二•
腕顺一•
后溪•
前谷•

附图 43

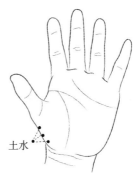

土水•

附图 44

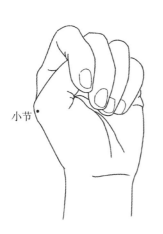

小节•

附图 45

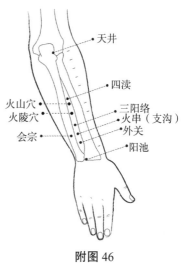

天井•
四渎•
火山穴• •三阳络
火陵穴• •火串（支沟）
会宗• •外关
•阳池

附图 46

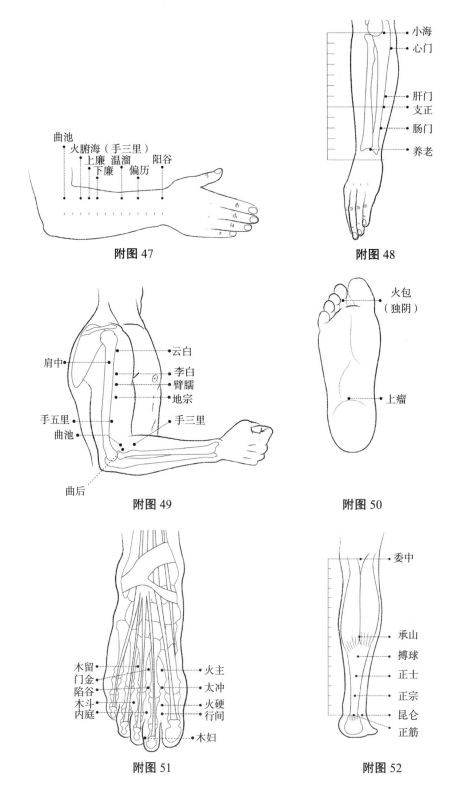

曲池
　火腑海（手三里）
　上廉　温溜　阳谷
　　下廉　偏历

附图 47

小海
心门
肝门
支正
肠门
养老

附图 48

云白
李白
臂臑
地宗
肩中
手五里
手三里
曲池
曲后

附图 49

火包
（独阴）
上瘤

附图 50

木留　　　火主
门金　　　太冲
陷谷　　　火硬
木斗　　　行间
内庭
　　　　木妇

附图 51

委中
承山
搏球
正士
正宗
昆仑
正筋

附图 52

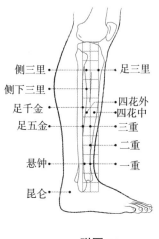

側三里 •   • 足三里
側下三里 •
足千金 •   • 四花外
    • 四花中
足五金 •   • 三重
    • 二重
悬钟 •   • 一重
昆仑 •

附图 53

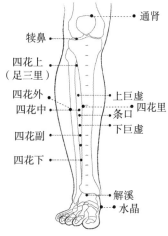

    • 通肾
犊鼻 •
四花上
（足三里）
四花外   • 上巨虚
四花中   • 四花里
    • 条口
四花副   • 下巨虚
四花下 •
    • 解溪
    • 水晶

附图 54

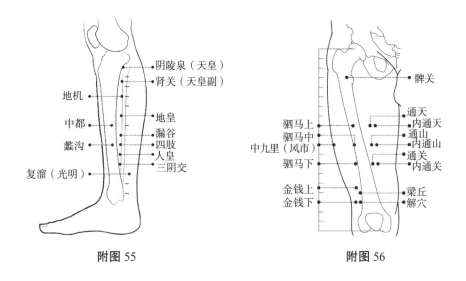

阴陵泉（天皇）
肾关（天皇副）
地机
中都   • 地皇
    • 漏谷
蠡沟   • 四肢
    • 人皇
复溜（光明）   • 三阴交

附图 55

    • 髀关
驷马上   • 通天
驷马中   • 内通天
中九里（风市）   • 通山
    • 内通山
驷马下   • 通关
    • 内通关
金钱上   • 梁丘
金钱下   • 解穴

附图 56

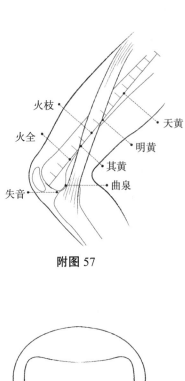

火枝
火全
失音
天黄
明黄
其黄
曲泉

附图 57

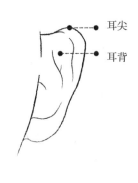

耳尖
耳背

附图 58

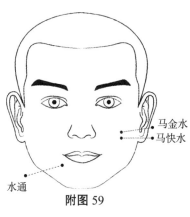

马金水
马快水
水通

附图 59

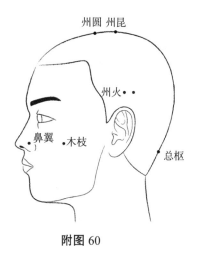

州圆 州昆
州火
鼻翼 木枝
总枢

附图 60

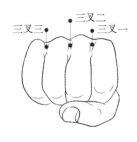

三叉三
三叉二
三叉一

附图 61

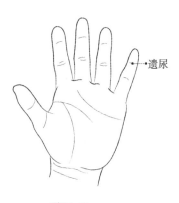

遗尿

附图 62

其他奇穴

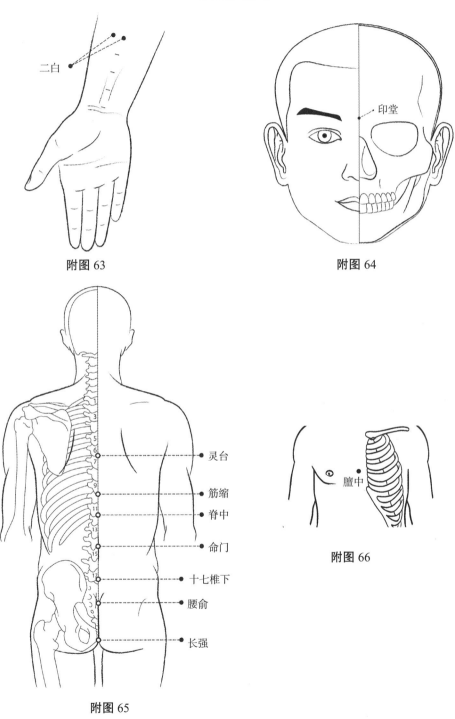

附图 63

附图 64

二白

印堂

灵台

筋缩

脊中

命门

十七椎下

腰俞

长强

膻中

附图 66

附图 65